par Charles FAURE
TRAVAUX PRATIQUES D'HISTOLOGIE
A LA FACULTÉ DE MÉDECINE

Sur le Développement structural de la Langue

ET

Sur le Tractus Thyréo-Glosse

CHEZ L'HOMME

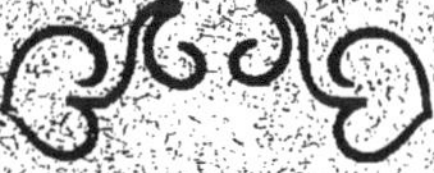

Librairie O. BERTHIER
BOUGAULT, Successeur
77, Boulevard Saint-Germain, 77
PARIS (VIe)

Ch. DIRION, Libraire-Éditeur
22, rue de Metz et rue des Marchands, 33
TOULOUSE

1912

Sur le Développement structural de la Langue

ET

sur le Tractus Thyréo-Glosse

CHEZ L'HOMME

Docteur Charles FAURE

CHEF DES TRAVAUX PRATIQUES D'HISTOLOGIE

A LA FACULTÉ DE MÉDECINE

Sur le Développement structural de la Langue

ET

sur le Tractus Thyréo-Glosse

CHEZ L'HOMME

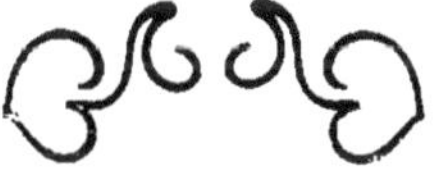

TOULOUSE

Ch. DIRION, Libraire-Editeur

22, Rue de Metz, 22

—

1912

A MON PERE

OFFICIER D'ADMINISTRATION PRINCIPAL DU SERVICE DE L'INTENDANCE
EN RETRAITE
SOUS-INTENDANT MILITAIRE DE 2ᵉ CLASSE DE L'ARMÉE TERRITORIALE
OFFICIER DE LA LÉGION D'HONNEUR

———

A MA MÈRE

———

A MES PARENTS

A notre Maître et Président de Thèse

MONSIEUR LE PROFESSEUR F. TOURNEUX

PROFESSEUR D'HISTOLOGIE A LA FACULTÉ DE MÉDECINE
CORRESPONDANT NATIONAL DE L'ACADÉMIE DE MÉDECINE
MEMBRE DE L'INSTITUT INTERNATIONAL D'EMBRYOLOGIE

A Monsieur le Professeur Ch. MOREL

PROFESSEUR D'HYGIÈNE A LA FACULTÉ DE MÉDECINE

MÉDECIN EN CHEF HONORAIRE DES HÔPITAUX

———

A Monsieur le Professeur A. SOULIÉ

PROFESSEUR D'ANATOMIE A LA FACULTÉ DE MÉDECINE

A NOS MAITRES
De la Faculté de Médecine de Paris

———

A NOS MAITRES
De la Faculté de Médecine de Toulouse

A nos Amis

LE Docteur Eugène BRISSAUD

CHEF DE LABORATOIRE ADJOINT DE LA CLINIQUE MÉDICALE
DE L'HÔTEL-DIEU DE LYON

Georges VELTER

LICENCIÉ EN DROIT
RÉDACTEUR AU MINISTÈRE DU TRAVAIL

AVANT-PROPOS

C'est pour nous un agréable devoir que d'adresser ici à notre maître, M. le professeur Tourneux, l'expression de notre gratitude la plus vive. Il n'a cessé, depuis que nous sommes auprès de lui, de nous témoigner une paternelle bonté ; il n'a jamais ménagé ni son temps, ni sa peine pour nous diriger dans nos travaux ; il nous a fait le très grand honneur de nous attacher à son laboratoire, et de nous confier les fonctions de chef des travaux pratiques d'histologie. Nous lui donnons l'assurance qu'il trouvera toujours en nous un dévouement respectueux et sans bornes, ainsi que la reconnaissance la plus sincère.

M. le professeur Soulié a été, lui aussi, notre maître. Nous avons passé à ses côtés deux années au cours desquelles il nous a prodigué les marques d'une affectueuse sympathie ; ses conseils éclairés nous ont été des plus précieux. Nous sommes heureux de pouvoir lui exprimer aujourd'hui publiquement notre profonde gratitude.

Nous ne saurions oublier avec quelle cordiale bienveillance M. le professeur Ch. Morel nous a accueilli, avec quelle inépuisable complaisance il nous a guidé dans la technique microscopique ; qu'il veuille bien agréer l'assurance de notre vive reconnaissance.

Lorsque nous étions étudiant à l'Université de Paris, nous avons eu la bonne fortune de suivre l'enseignement de MM. les professeurs Nicolas et Prenant à la Faculté de Médecine, de M. le professeur Joannés Chatin à la Sorbonne. Nous leur adressons nos respectueux hommages.

M. le professeur agrégé Retterer fut pour nous un maître et un conseiller. Il nous a toujours montré de l'intérêt, et c'est grâce à lui que nous avons pu, dès le début de nos études, avoir libre accès au laboratoire des travaux pratiques de la Faculté de médecine. Nous nous souviendrons toujours de ce qu'il a fait pour nous.

M. le professeur agrégé Mulon nous a enseigné les premiers rudiments de la technique histologique ; c'est lui qui, pour une large part, a contribué à nous faire aimer l'anatomie générale et l'embryologie. Nous conserverons le meilleur souvenir des heures que nous avons passées près de lui.

Nous avons eu successivement pour maîtres, dans les hôpitaux de Paris, M. le professeur Kirmisson, chirurgien de l'Hôpital des Enfants Malades, MM. les docteurs André Petit, médecin de l'Hôtel-Dieu, et Émile Sergent, médecin de la Charité. Tous se sont intéressés à nous ; nous les prions d'agréer le témoignage de notre reconnaissance.

Nous adressons un souvenir ému à la mémoire du regretté Docteur Aimé Guinard, chirurgien de l'Hôtel-Dieu de Paris, dont nous avons été l'élève et dont nous avons pu ainsi apprécier le talent, la bonté, l'inlassable dévouement.

Dans les hôpitaux de Toulouse, nous avons été l'élève de MM. les professeurs Audry, Audebert et Frenkel. Nous les prions de recevoir l'expression de nos meilleurs remerciements.

Élève à la Faculté des sciences de Toulouse, nous avons trouvé au laboratoire de zoologie le plus bienveillant accueil. Nous prions M. le professeur Moquin-Tandon, ainsi que M. le professeur Jammes, d'agréer l'assurance de nos sentiments reconnaissants.

M. le professeur Dieulafé a bien voulu accepter de faire partie du jury de notre thèse, nous l'en remercions bien vivement.

M. le professeur agrégé Argaud, d'Alger, nous a donné des marques d'intérêt et de sympathie ; qu'il nous permette de lui exprimer nos sentiments de sincère affection.

M. le docteur J.-P. Tourneux nous a fait le plaisir de nous compter parmi ses amis ; nous sommes heureux à notre tour de l'assurer de notre vif attachement.

Nous adressons un bien cordial souvenir à nos ex-cellents camarades les Docteurs E. Brissaud, Ad. Bous-quet, Ph. Bellocq, C. Soula, R. Daupeyroux et A. De-lorme ; et, en terminant, nous n'aurions garde d'oublier deux élèves assidus du laboratoire d'histologie, Riser et Carrosse qui peuvent compter sur notre bonne amitié.

INTRODUCTION

Il nous paraît utile, avant d'entrer dans le corps même de notre travail, 1° d'exposer son objet, 2° de faire connaître le matériel dont nous avons pu disposer, ainsi que la technique suivie, 3° d'indiquer les divisions que nous avons cru devoir adopter.

1° *Objet du travail.*

Nous nous proposions, au début de nos recherches, d'étudier à la fois le développement morphologique et le développement structural de la langue. La participation du tubercule impair de Ilis à l'édification du corps de la langue est aujourd'hui discutée par un certain nombre d'observateurs, et nous aurions été heureux de pouvoir apporter notre contribution personnelle à la solution de cette question importante. Malheureusement les reconstructions plastiques portant sur des embryons du premier mois, que nous avons exécutées, ne sont pas assez nombreuses pour nous permettre d'indiquer le rôle qui revient au tubercule dans la constitution de la langue. D'autre part, les embryons du commencement du deuxième mois nous ont fait défaut, et nous n'avons pu assister à la fusion des trois ébauches qui, d'après His, concourent à la formation de cet organe. Nous avons dû ainsi nous limiter à l'étude du développement structural de la langue.

Au cours de nos recherches, nous avons eu l'occasion d'observer un certain nombre de formations épithéliales dérivant du pédicule thyroïdien (*tractus thyréo-glosse*). Il nous a paru intéressant, en raison des opinions divergentes qui règnent encore sur les rapports qu'affecte le tractus avec le cartilage hyoïde, d'étudier avec soin ces formations, et d'apporter quelques précisions dans le trajet du canal thyréo-glosse.

2° *Matériel d'étude et technique.*

Nous avons utilisé pour notre étude les matériaux de la collection du laboratoire d'histologie de la Faculté de médecine de Toulouse, collection que M. le professeur Tourneux a bien voulu mettre à notre entière disposition.

Les réactifs employés pour la fixation des embryons et des fœtus ont été soit le liquide de Müller, soit l'alcool à 95°, soit le liquide picro-sulfurique de Kleinenberg, soit encore l'aldéhyde formique à 10 %. Les autres réactifs, tels que le liquide de Bouin, de Zenker, de Flemming, etc., dont la fixation est beaucoup plus délicate au point de vue cytologique, ne peuvent être que rarement utilisés en raison des dimensions considérables des pièces à fixer. Il convient d'ajouter, d'autre part, que souvent les jeunes embryons qui parviennent au laboratoire ont préalablement séjourné dans un liquide peu propre à assurer une bonne fixation.

La plupart des coupes que nous avons examinées ont été faites au centième de millimètre avec le microtome de Minot, après inclusion à la paraffine. Dans ce cas, elles ont été traitées par l'une de ces deux méthodes de coloration : hémalun-éosine, ou hématoxyline-Van Gieson ; elles ont été ensuite montées au baume du Canada. Nous avons aussi utilisé un certain nombre de coupes faites à la main après durcissement à la gomme, colorées au picro-carmin et conservées dans la glycérine

Les embryons ont été orientés de manière à obtenir des coupes sagittales ou frontales. Nous avons cru bon d'indiquer, à propos de chaque fœtus, les détails de technique avec le plus de précision possible.

Nos figures originales sont des reproductions de microphotographies que nous avons faites à l'aide de la chambre horizontale-verticale de Zeiss. Chaque fois que nous avons représenté une coupe sagittale, nous avons supposé l'embryon placé dans la station verticale, le vertex regardant en haut, et la face ventrale tournée du côté droit de l'observateur.

Tous ces embryons ou fœtus sont désignés, conformément aux indications de M. le professeur Tourneux, par une fraction dont le numérateur représente la distance du vertex au coccyx, et le dénominateur, la dis-

— 18 —

tance du vertex à la plante des pieds. Ces deux longueurs sont mesurées en ligne droite à l'aide du pied à coulisse, la seconde après redressement de la tête et des membres inférieurs. Pour permettre d'établir une comparaison facile entre nos indications et celles des auteurs, qui se bornent à mentionner l'âge des fœtus examinés, nous croyons utile de reproduire le tableau ci-dessous (emprunté au Précis de F. Tourneux), où se trouvent consignées les longueurs du vertex au coccyx et la longueur totale des embryons et des fœtus humains aux diverses époques de la gestation.

MOIS LUNAIRES	JOURS	LONGUEUR du vertex au coccyx	totale
		(en millim.)	
	12	0,35	»
	13	1-1,5	»
	14-16	1,5-2,5	»
1er mois...	16-19	2,5-3	»
	19-21	3-4	»
	21-25	4,5-6	»
	26-28	7 8	»
	29-30	8-10	»
	31-32	10-12	»
2e mois...	35-36	14	»
	37-38	15-16	»
	39-40	17-19	»
	56	24	»
	60	28	»
3e mois...	64	32	»
	75	55	»
	84	70	100

MOIS LUNAIRES		LONGUEUR du vertex au coccyx	totale
		(en centim.)	
4e mois...	Début	9	12
	Fin	12	17
5e mois...	Début	14	19
	Fin	18	27,5
6e mois...	Début	19	28
	Fin	24	35
7e mois...	Début	24	35
	Fin	27	39
8e mois...	Début	27	40
	Fin	30	42
9e mois...	Début	30	43
	Fin	33	46
10e mois...	Début	33	47
	Fin	37	50

Nous ajouterons que, conformément à l'usage consacré par les auteurs, nous désignerons le produit de la conception sous le nom d'embryon pendant les deux premiers mois de la vie intra-utérine, et sous celui de fœtus pendant les mois suivants.

3° Divisions du travail.

Nous diviserons notre travail en deux parties distinctes. Dans la première, nous étudierons les diverses phases du développement structural de la langue : dans la seconde, nous envisagerons les formations dérivées du tractus thyréo-glosse et les thyroïdes accessoires.

Nous terminerons en présentant, sous forme de conclusions, l'ensemble des faits qui semblent découler de nos investigations.

§ 1. — Développement de la langue.

Nous commencerons par donner de cette étude un exposé historique et nous décrirons ensuite les embryons et les fœtus que nous avons examinés.

A. — Considérations générales et historique

Nous envisagerons successivement à ce point de vue : 1° le développement de la langue en général, 2° le développement de la musculature, 3° le développement de la muqueuse et des papilles linguales.

1° Développement de la langue en général.

Les premières recherches sur le développement de la langue semblent remonter à Reichert (1837) ; pour cet auteur la langue prend naissance, sous la forme d'un bourgeon, au point de convergence des deux arcs maxillaires inférieurs.

D'après Dursy (1869), qui a examiné des embryons humains et des embryons de porc, la langue dérive des arcs branchiaux de la manière suivante : la pointe de la langue provient de la soudure sur la ligne médiane de deux ébauches paires et latérales représentant les extrémités antérieures renflées des arcs mandibulaires ; la base, primitivement impaire, résulte d'un bourgeonnement sur la ligne médiane de la lame unissante tendue entre les deuxièmes et les troisièmes arcs viscéraux. Chez l'homme, la langue est constituée au second mois ; elle augmente ensuite très rapidement en dimensions et ne tarde pas à combler entièrement la cavité buccale ; à un moment même, elle vient faire saillie au dehors.

Koelliker (1882) ne partage pas entièrement les idées de Dursy. La langue dérive, selon lui, d'un bourgeon indivis et impair formé aux dépens de la face interne des trois premiers arcs viscéraux, la plus large part revenant toutefois au premier arc.

D'après W. His (1885), au contraire, le corps et la racine de la langue reconnaissent une origine différente. Le corps se développe aux dépens d'une éminence arrondie, enclavée au sommet du champ mésobranchial entre les extrémités des premiers et deuxièmes arcs pharyngiens(*tuberculum impar*).Quant à la racine, elle provient des deux ébauches paires résultant de la fusion des extrémités antérieures des deuxièmes et troisièmes arcs viscéraux. Ces deux ébauches postérieures ne tardent pas à s'unir entre elles et le bourrelet résultant de cette fusion (*copula*) se soude secondairement au tubercule impair. La trace de cette dernière soudure est représentée par une dépression, en forme de V ou de fer à cheval, située en arrière de l'arc constitué par l'ensemble des papilles caliciformes (*arcus papillaris*) et que His appelle le sillon terminal (*sulcus terminalis*).

Cette manière de voir a été adoptée par tous les auteurs classiques, et il nous faut arriver aux recherches plus récentes de Kallius et de Hammar chez l'homme ((1901), de Born chez le porc (1902), pour rencontrer des indications divergentes. D'après ces auteurs, le tubercule impair ne concourt que faiblement à l'édification de la langue et Hammar va même jusqu'à le considérer comme une formation transitoire qui disparait complètement sans laisser aucune trace chez l'adulte. Le corps de la langue est constitué par la réunion sur la ligne médiane de deux ébauches latérales représentant les extrémités antérieures des premiers et deuxièmes arcs branchiaux fusionnés entre eux de chaque côté. Ultérieurement, un sillon (*sillon alvéolo-lingual*) se creuse entre l'ébauche du corps de la langue et le premier arc. La base de la langue provient de la partie antérieure de la copula, c'est-à-dire de cette excroissance située immédiatement en arrière de l'invagination thyroïdienne, et qui résulte elle-même de la fusion des extrémités antérieures des deuxièmes et troisièmes arcs branchiaux. La partie postérieure de la copula correspondant au troisième arc ne concourt en rien à la formation de la langue.

J. P. Mc Murrich (1911) fait remarquer que, si on envisage les ébauches de la langue au point de vue phylogénétique, on doit considérer la copula comme figurant la partie la plus ancienne. Chez les poissons, en effet, la langue se trouve réduite à sa partie copulaire. Chez les batraciens, à la masse copulaire on voit s'accoler un repli de la muqueuse de nature glandulaire. Ce repli, situé immédiatement en arrière de la mandibule, est l'homologue du corps de la langue des mammifères. Chez les formes de batraciens plus élevées, le caractère glandulaire tend à s'effacer.

2° Développement de la muqueuse et des papilles linguales.

Les premiers travaux en date sur cette question sont ceux de van Wyss (1870) ; cet auteur décrit avec soin les papilles du goût chez le lapin nouveau-né.

Trois ans plus tard, Honigschmied (1873) montre que, chez un fœtus humain à terme, les bourgeons du goût sont régulièrement répartis dans les papilles caliciformes.

Hoffmann (1875) étudie les organes du goût chez des fœtus humains, chez des enfants et chez des adultes. Les bourgeons du goût sont plus abondants chez le fœtus et chez le nouveau-né que chez des sujets plus âgés. Les papilles portent des bourgeons sur leur surface libre, disposition beaucoup plus fréquente chez le fœtus et chez le nouveau-né que chez l'adulte, et très rare chez le vieillard.

Koelliker (1882) signale l'apparition des papilles filiformes et caliciformes à partir du troisième mois, mais sans indiquer la date d'apparition des bourgeons du goût.

Peu après, dans le courant de la même année (1884),

deux auteurs firent connaître les résultats de leurs recherches sur les organes du goût chez les mammifères :
Hermann, chez le lapin, et Lustig, chez le lapin et chez
l'homme.

Lustig donne une description minutieuse des organes
du goût chez un certain nombre de fœtus humains.
Un fœtus de cinq mois possède cinq papilles caliciformes, ainsi que des organes foliés, mais il n'existe pas
encore de corpuscules gustatifs. Un fœtus de sept mois
possède sept papilles caliciformes complètement entou-
rées par un mur épithélial ; certaines d'entre elles portent, sur leur face horizontale, des bourgeons gusta-
tifs de faibles dimensions, mais néanmoins bien développés ; quelques papilles foliées présentent aussi des
bourgeons sur leur face libre. Sur un fœtus de huit
mois, des bourgeons gustatifs sont très apparents, mais
à caractères franchement embryonnaires et situés sur la
surface libre des papilles ainsi que dans le sillon de circonvallation. Deux nouveaux-nés présentent des papilles caliciformes munies seulement de bourgeons gustatifs à leur face superficielle.

Quelques années après, un auteur italien, Griffini,
(1887) étudie la régénération des bourgeons gustatifs
chez le chien et chez le lapin adultes. Dans les quelques
jours qui suivent immédiatement l'excision d'une papille caliciforme la surface dénudée se recouvre d'un
épithélium pavimenteux stratifié. Bientôt il se forme
une petite élevure hémisphérique (du 6ᵉ au 20ᵉ jour)
qui évolue peu à peu en une papille du type fongiforme

(30ᵉ jour), et sur laquelle apparaissent des bourgeons gustatifs (40ᵉ jour). Dans une autre série d'expériences, le glosso-pharyngien est sectionné ; presque aussitôt après la section (23ᵉ heure) les bourgeons du goût commencent à dégénérer. Ce sont les cellules sensorielles qui disparaissent les premières (5ᵉ jour), puis bientôt le bourgeon gustatif tout entier (28ᵉ jour). Au bout d'un certain temps (79ᵉ jour), il apparaît des bourgeons de nouvelle formation, mais qui n'atteignent cependant pas un développement aussi complet que les autres.

Tuckerman (1889-90) donne une description très longue et très détaillée des organes gustatifs chez des fœtus humains, des nouveau-nés et des jeunes enfants. Le plus jeune fœtus examiné (4ᵉ mois) montre cinq papilles caliciformes dont une seule porte un bourgeon gustatif. Le nombre des papilles caliciformes augmente régulièrement jusqu'à la naissance, le sillon de circonvallation se creuse peu à peu, et les bourgeons du goût deviennent de plus en plus nombreux. Un fait qu'avaient déjà indiqué Hermann et Lustig et que les recherches de Tuckermann mettent bien en relief, c'est que les bourgeons gustatifs apparaissent d'abord sur la surface libre de la papille alors que chez l'adulte on n'en rencontre que dans le sillon de circonvallation. Tuckermann pense que les bourgeons situés sur la face libre des papilles se résorbent totalement, et que les bourgeons de l'adulte sont de formation secondaire. Les conditions physiologiques nouvelles ne leur permettent pas de se développer au niveau de la surface libre. Hermann, que nous avons mentionné plus haut, pense au contraire que les bourgeons gustatifs du fœtus donnent naissance à ceux de 'adulte, et il explique leur changement de position à la surface de la papille par des différences de croissance entre ses différents points. Tuckermann formule d'autre part dans ses conclusions cette hypothèse que les papilles du type caliciforme dérivent de papilles affectant à l'origine le type fongiforme ; toutefois, dans certain cas, les papilles caliciformes reconnaissent une origine indépendante. Il appuie ses dires sur les observations de Poulton (1883) qui a décrit dans la langue de l'ornithorynque adulte une forme de papille intermédiaire entre les deux types fongiforme et caliciforme. Tuckermann pense que les bourgeons du goût ne sont pas de nature épithéliale. Les expériences de Griffini et ses observations personnelles semblent lui avoir montré que les bourgeons gustatifs, à un certain stade de leur évolution, sont situés au-dessous de l'épithélium. Enfin, Tuckermann indique que les papilles foliées apparaissent chez l'homme beaucoup plus tardivement que les autres ; elles ne commencent à se dessiner que chez le fœtus du sixième mois.

Graberg (1898) signale l'apparition de bourgeons gustatifs dès le troisième mois.

Stahr (1901) présente une longue étude des papilles fongiformes qu'il considère chez l'enfant comme des organes du goût. Les papilles fongiformes ont un développement plus précoce que les papilles caliciformes.

Au moment de l'apparition et de l'accroissement de ces dernières, les papilles fongiformes diminuent de volume, de nombre ; les bourgeons gustatifs disparaissent et l'épithélium subit la 'ransformation cornée.

La diminution du nombre des bourgeons gustatifs et leur disparition de la surface des papilles fongiformes sont attribuées par Stahr au changement de nutrition qui accompagne le sevrage.

D'autre part, les bourgeons du goût prédominent sur les papilles fongiformes chez le fœtus, chez le nouveau-né et chez le nourrisson, tandis que chez l'adulte, on les trouve exclusivement dans les sillons des papilles caliciformes et des papilles foliées. L'auteur voit là, au cours de l'évolution ontogénétique, une sorte d'émigration vers la base de la langue du siège des organes auxquels est dévolue la fonction gustative.

Stahr décrit, en outre, des papilles fongiformes transitoires, en forme de doigt de gant, que remplacent secondairement, chez les enfants âgés de quelques mois, des papilles fongiformes portant, elles aussi, des bourgeons gustatifs. Certaines de ces papilles sont cornées sur l'une de leur face et présentent des corpuscules sur l'autre. Enfin, Stahr admet qu'il n'existe aucun lien de parenté entre les trois grands types de papilles : une papille du type filiforme n'évolue jamais en une fongiforme, pas plus qu'une papille du type fongiforme ne se transforme en une papille caliciforme.

3° *Développement de la musculature.*

Le développement des muscles de la langue a été l'objet des recherches de plusieurs embryologistes.

Koelliker (1882) émet l'opinion que le blastème lingual, situé à la face interne de la portion cartilagineuse des trois premiers arcs viscéraux, se transforme secondairement en muscles du corps de la langue.

D'après W. His (1885), les muscles de la langue n'apparaissent qu'au cours de la sixième semaine. Sur un embryon de 13,8 millimètres, les muscles forment plusieurs groupes superposés. Le premier groupe, situé immédiatement au-dessous de la muqueuse, correspond au lingual supérieur. Au dessous, de part et d'autre d'un septum lingual déjà bien développé, on trouve une épaisse nappe quadrilatère de fibres musculaires, le futur transverse. Plus profondément encore et au voisinage de la ligne médiane, il existe des fibres verticales que His considère comme devant concourir à la formation du génio-glosse ; ce muscle n'est d'ailleurs qu'ébauché ; ses fibres très clairsemées ne croisent pas encore celles du transverse, et ne s'étendent pas jusqu'à la muqueuse. Sur les côtés, des fibres à direction ascendante représentent le lingual supérieur. Les autres muscles : hyo-glosse et stylo-glosse, ne sont reconnaissables que dans la profondeur de la langue.

W. H. Lewis (1910) pense que la musculature de la langue provient du mésoderme du plancher buccal. Il a examiné cinq embryons humains du premier et du deuxième mois.

Un embryon de 7 millimètres ne présente aucune différenciation dans le mésenchyme correspondant au plancher buccal. Il n'en est plus de même chez un embryon de 9 millimètres : à ce stade, on ne trouve pas encore de fibres musculaires, il est vrai, mais le mésenchyme du plancher buccal est fortement épaissi, et dans ce mésenchyme se trouvent deux masses placées de part et d'autre de la ligne médiane qui rappellent par leur aspect les rudiments musculaires de la face qu'on trouve chez le même embryon dans l'épaisseur des deux premiers arcs branchiaux. Ces deux masses prémusculaires s'étendent fort loin en arrière, atteignent ainsi la région de l'os hyoïde, et se mettent en relation de continuité avec d'autres bandes prémusculaires qui par leur extrémité caudale sont unies à la masse prémusculaire du diaphragme.

W. H. Lewis a donné à cet ensemble le nom de *tractus musculaire linguo-hyoïdio-diaphragmatique* ; il le considère comme ayant une origine indépendante, comme un complexus musculaire ventral qui ne proviendrait pas des myotomes. Ajoutons encore qu'à ce stade, l'auteur décrit le nerf grand hypoglosse, qui pénètre dans la langue au niveau de la partie postérieure de la masse prémusculaire.

Chez un embryon de 11 millimètres, chacune des deux masses prémusculaires s'est divisée en deux segments. Un premier segment ventral, situé au voisinage

de la ligne médiane, est parcouru dans toute son étendue par le tronc principal de l'hypoglosse. Il occupe
la région qui s'étend depuis la future symphyse du
menton jusqu'à l'hyoïde ; c'est lui qui fournira le génio-hyoïdien et le génio-glosse. Un second segment
dorsal est situé sur les bords de la langue. Cet autre
segment reçoit une branche de l'hypoglosse, et s'étend
depuis l'hyoïde et la partie médiane de l'appareil styloïdien jusque dans la région dorso-latérale de la langue ; c'est à ses dépens que se formeront l'hyo-glosse
et le stylo-glosse.

Chez un embryon de 14 millimètres, le muscle génio-
glosse, bien développé, montre sa forme caractéristi-
que en éventail, le génio-hyoïdien est nettement indiqué. L'hyo-glosse s'étend depuis l'hyoïde précarti-
lagineux jusqu'à la pointe de la langue, le stylo-glosse
depuis le processus styloïdien jusqu'à la pointe de la
langue. Ces deux derniers muscles intimement serrés
l'un contre l'autre, cheminent dans la région dorsale de
la langue en dehors du génio-glosse. Les autres muscles ne sont pas encore distincts. L'hypoglosse se dis-
tribue aux quatre muscles déjà formés.

Enfin, l'examen d'un embryon de 20 millimètres
montre que les muscles génio-glosse, génio-hyoïdien,
stylo-glosse, hyo-glosse, ont augmenté de volume, et
que le longitudinal supérieur, le longitudinal inférieur, le transverse et le glosso-palatin commencent à
se différencier.

B. — Recherches personnelles

La langue se développe sur le plancher de l'excavation naso-buccale, dans l'étendue du champ mésobranchial de His. Son épithélium, qui dérive de l'endoderme, est représenté à l'origine (embryons de 3 à 6 millimètres) par une seule assise de cellules cubiques mesurant une hauteur de 6 μ. Au stade de 8 millimètres, l'épithélium a augmenté d'épaisseur (12 à 15 μ), mais, en même temps, ses éléments constitutifs se sont agencés sur deux couches distinctes : une couche profonde de cellules polyédriques, et une couche superficielle de cellules aplaties parallèlement à la surface, et espacées les unes des autres. Au fur et à mesure que le développement progresse, les cellules de la couche profonde s'allongent verticalement et évoluent peu à peu en cellules cylindriques, tandis que les cellules de la couche superficielle deviennent plus nombreuses, s'agencent régulièrement entre elles et se transforment en éléments pavimenteux dont la largeur ne dépasse que fort peu la hauteur. C'est ce qu'on observe sur le fœtus de 19 millimètres, où l'épithélium atteint une épaisseur de 22 μ. Cette structure épithéliale se maintient pendant un certain temps, puis, les cellules pavimenteuses superficielles augmentent de nombre, s'imbriquent sur plusieurs plans, et l'épithélium revêt alors la forme pavimenteuse stratifiée habituelle (fin du 3e mois).

Quant au mésoderme lingual, qui se rattache à la

lame splanchnique, il ne présente encore aucune différenciation sur l'embryon de 8 millimètres. Au stade de
19 millimètres les formations musculaires commencent
à s'esquisser dans la profondeur de l. langue, et la muqueuse, parcourue par de nombreux vaisseaux sanguins irréguliers, se soulève en de courtes élevures
papillaires, surtout apparentes à la face dorsale du
corps de la langue.

Nous allons maintenant passer, en revue les différents fœtus que nous avons examinés à partir du 2ᵉ
mois de la vie intra-utérine, et, pour chacun d'eux,
nous décrirons successivement la muqueuse, les papilles, les glandes, les muscles et le septum lingual.
Nous croyons devoir renvoyer au paragraphe suivant la
description des formations thyroïdiennes (canal lingual et thyroïdes accessoires) que présentent un certain nombre de fœtus.

1° *Embryon de 24 millimètres*

(Fixation au liquide de Müller, durcissement à la gomme, débitage
en coupes à la main, coupes transversales, coloration au picro-
carmin, montage à la glycérine.)

Un épithélium stratifié, d'une épaisseur moyenne
de 30 μ, tapisse toute la surface de la langue. Il est
formé de deux couches de cellules dont les plus superficielles revêtent la forme pavimenteuse spéciale que
nous venons d'indiquer.

Le derme est représenté par un tissu conjonctif à caractères embryonnaires avec prédominance des éléments cellulaires.

A la surface du dos de la langue, on remarque quelques courtes élevures papillaires que recouvre l'épithélium légèrement épaissi.

La musculature de la langue est particulièrement bien accusée sur cet embryon. On distingue aisément les fibres du transverse, du lingual supérieur, du lingual inférieur, de l'hyo-glosse, du génio-glosse et du stylo-glosse. Ces muscles n'ont pas encore atteint cependant leur complet état de développement. On voit, en effet, les fibres du génio-glosse et du transverse, s'arrêter à une certaine distance de la muqueuse.

Il n'existe encore aucun entrecroisement des fibres musculaires.

Au niveau de la ligne médiane, les fibres du transverse se terminent sur un septum lingual d'un diamètre transversal de 50 μ. Ce septum est formé d'un tissu conjonctif embryonnaire où l'on n'aperçoit aucune trace de différenciation.

Des fœtus de 26 millimètres et de 32 40 millimètres, présentent sensiblement les mêmes caractères que l'embryon précédent.

2° Fœtus de 36 millimètres.

(Inclusion à la paraffine, coupes sagittales, coloration hémalun-éosine, montage au baume.)

L'épithélium est constitué par une assise génératrice recouverte par une couche de petites cellules pavimenteuses ; son épaisseur moyenne est de 25 μ.

Le chorion de la muqueuse renferme des éléments

cellulaires très réduits, surtout abondants au niveau de la pointe et montre une riche vascularisation notamment vers la racine.

Les papilles sont représentées par de faibles saillies arrondies qui hérissent toute la surface.

La musculature de la langue a atteint un complet développement. On distingue très nettement les fibres en éventail du génio-glosse, et au-dessous les fibres horizontales du génio-hyoïdien qui se dirigent d'arrière en avant. Le lingual supérieur peu développé est représenté par quelques fibres à direction longitudinale. En avant ces fibres sont situées immédiatement au-dessous du chorion ; en arrière, elles sont situées plus profondément et s'entrecroisent avec les faisceaux du génio-glosse. Le transverse est très accentué ; ses faisceaux sont intimement mêlés à ceux du génio-glosse, qui les croisent à angle droit.

3° *Fœtus de 37 millimètres.*

(Fixation au liquide de Müller, durcissement à la gomme, débitage en coupes à la main, coupes transversales, coloration au picrocarmin, montage à la glycérine.)

L'épithélium présente la même structure que dans les stades antérieurs ; son épaisseur moyenne est d'environ 28 μ. Le chorion de la muqueuse montre des élevures papillaires, soulevant l'épithélium à leur niveau.

Les muscles sont très développés ; on distingue aisément les uns des autres tous les groupes musculaires.

4° *Fœtus de 44/57 millimètres.*

(Fixation au liquide de Müller, inclusion à la paraffine, coupes sagittales, coloration hématoxyline-Van Gieson, montage au baume.)

L'épithélium a conservé la même épaisseur de 25 µ.

Le chorion est formé d'un tissu conjonctif riche en petits éléments cellulaires surtout au niveau de la pointe ; la région de la base renferme de très nombreux et très volumineux vaisseaux sanguins. L'épaisseur moyenne du chorion est de 80 µ.

La surface de la muqueuse est très accidentée, surtout au niveau de la base de la langue parcourue par de nombreux plis longitudinaux.

Les muscles présentent le même aspect que ceux du fœtus de 36 millimètres, cependant ici les fibres du lingual supérieur sont un peu plus abondantes.

Le septum lingual bien marqué est représenté par un tissu conjonctif où les éléments cellulaires sont clairsemés.

5° *Fœtus de 46 millimètres.*

(Fixation au formol, inclusion à la paraffine, coupes sagittales, coloration hématoxyline-Van Gieson, montage au baume.)

Ce fœtus ne diffère du précédent que par une épaisseur plus grande de l'épithélium lingual, qui s'élève à 35 µ et par la présence d'un foramen cœcum profond de 80 µ.

Un fœtus voisin de 47.60 millimètres se rapproche

également par sa structure du fœtus de 44/57 millimètres.

6° *Fœtus de 5o millimètres.*

(Fixation à l'alcool, inclusion à la paraffine, coupes longitudinales,
coloration hématoxyline-Van Gieson, montage au baume.)

L'épithélium mesure une épaisseur moyenne de 3o μ.

Le derme de la muqueuse, très abondamment vascularisé, contient au niveau de la pointe, une grande
abondance de petites cellules conjonctives

La forme hémisphérique des papilles n'a encore subi
aucune modification.

Ce fœtus présente an niveau de la base dans la région
du foramen cœcum, qui fait ici défaut, un sillon à direction transversale d'une profondeur de 6o μ et qui
nous paraît répondre au sillon terminal.

La musculature de la langue affecte la même disposition que chez le fœtus de 44/57 milimètres ; le lingual supérieur y est toutefois notablement plus développé.

Le septum lingual est constitué par une masse con-
jonctive ne renfermant pas encore de fibres collagènes,

7° *Fœtus de 62/78 millimètres.*

(Fixation au liquide de Müller, inclusion à la paraffine, coupes longitudinales, coloration hématoxyline-Van Gieson, montage au
baume.)

L'épithélium, d'une épaisseur moyenne de 35 μ, affecte les mêmes dispositions que chez les fœtus précé-

dents. Le chorion est formé par un tissu conjonctif très vascularisé, où abondent les éléments cellulaires.

La surface de la muqueuse est très accidentée : la partie postérieure est fortement plissée en long, la région dorsale est recouverte de petites saillies papillaires.

Aucune glande n'est encore visible, à l'exception toutefois des bourgeons glandulaires qui occupent la face antérieure du canal lingual et que nous décrirons plus loin (voy. p. 60).

Les muscles et le squelette se montrent au même degré de développement que chez les fœtus précédents.

8° *Fœtus de 65,80 millimètres.*

(Fixation à l'alcool, inclusion à la paraffine, coupes longitudinales, coloration hématoxyline-Van Gieson, montage au baume.)

L'épithélium mesure une épaisseur variant suivant les points considérés de 40 à 45 μ. Le derme de la muqueuse se présente avec les mêmes caractères que chez les fœtus déjà décrits, cependant les éléments cellulaires y sont beaucoup moins abondants.

Ici encore la surface libre de la muqueuse montre de nombreux plissements ainsi qu'un grand nombre de petites saillies papillaires encore semblables.

Le foramen cæcum, en forme d'entonnoir, se continue dans la profondeur par un cordon épithélial plein, d'une longueur de 160 μ sur une largeur de 35 μ, que nous croyons devoir considérer comme répondant au segment initial du tractus thyréo-glosse

A la face inférieure de la pointe de la langue, des pe-

tits bourgeons épithéliaux d'une profondeur moyenne
de 180 μ figurent les premières ébauches des glandes.

9° Fœtus de 79/105 millimètres

(Fixation au liquide de Müller, inclusion à la paraffine, coupes longitudinales, coloration hématoxyline-Van Gieson, montage au
baume.)

Le revêtement superficiel est formé d'un épithélium
pavimenteux stratifié d'une épaisseur moyenne de 40 μ.
Le tissu conjonctif sous-épithélial contient un certain
nombre d'éléments cellulaires fusiformes.

Les papilles sont, chez ce fœtus, particulièrement
abondantes ; elles sont de forme et de dimensions fort
variées et souvent très rapprochées les unes des autres.

L'emplacement du foramen cœcum est occupé par
un bourgeon épithélial plein, renflé en massue à son
extrémité terminale ; sa profondeur est de 300 μ.

10° Fœtus de 80/120 millimètres.

(Fixation au liquide de Müller, inclusion à la paraffine, coupes longitudinales, coloration hématoxyline-Van Gieson, montage au
baume.)

L'épithélium pavimenteux stratifié, mesure une
épaisseur moyenne de 70 μ, il recouvre un chorion très
vasculaire, riche en éléments cellulaires.

Les papilles sont identiques à celles du fœtus de
79/105 milimètres. Les papilles caliciformes sont repré-

sentées par un enfoncement circulaire de l'épithélium dans l'épaisseur du chorion (fig. 1).

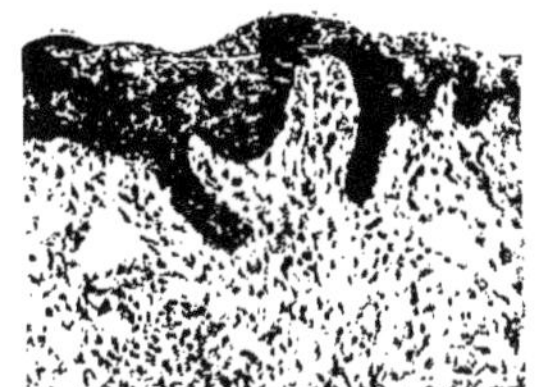

Fig. 1.

Coupe verticale de l'ébauche d'une papille caliciforme sur un fœtus de 80 120 millimètres (gr. 100/1), montrant l'invagination épithéliale du mur de circonvallation.

Des bourgeons glandulaires compris entre les faisceaux antérieurs du génio-glosse s'ouvrent à la face inférieure de la langue ; d'autres situés dans la région de la base débouchent dans le fond du sillon glosso-épiglottique.

11° *Fœtus de 100/140 millimètres.*

(Fixation au formol, inclusion à la paraffine, coupes longitudinales, coloration hématoxyline-Van Gieson, montage au baume.)

L'épithélium, pavimenteux stratifié, mesure une épaisseur de 65 μ. Le chorion renferme des fibres collagènes nettement différenciés.

Toute la face dorsale, depuis le foramen cœcum jusqu'à la pointe, est hérissée de petites papilles individualisées, du type fongiforme.

Quelques bourgeons glandulaires isolés (planche 1)

Coupe sagittale de la langue et des parties voisines sur un fœtus
humain de 100/140 millimètres (gr. = 10/1).

Cette coupe, qui passe un peu en dehors de la ligne médiane,
montre le muscle génio-glosse s'étalant en éventail; les fibres
rayonnantes de ce muscle sont séparées les unes des autres par
des faisceaux du transverse. On voit sous la muqueuse les fibres
du lingual supérieur.

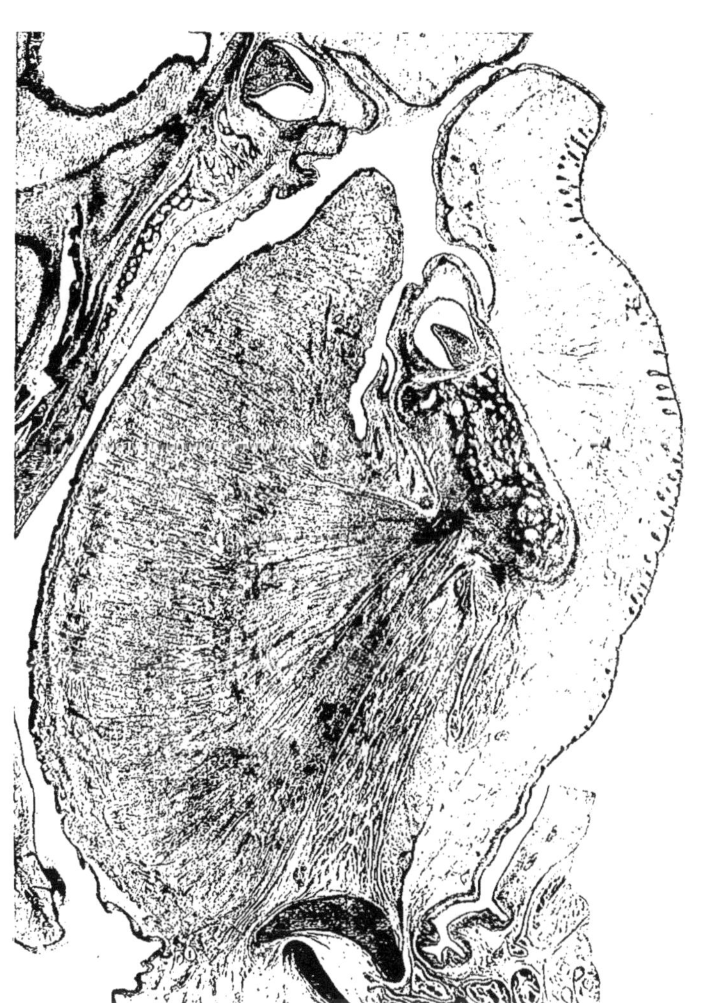

PLANCHE I

viennent déboucher à la face inférieure de la langue. On en trouve aussi quelques-uns dans la région de la base.

La région du foramen cœcum est occupée par le sillon terminal.

12° *Fœtus de 105/140 millimètres.*

(Fixation au formol.)

A l'examen superficiel, la langue montre un V lingual très apparent, formé de sept papilles caliciformes ainsi qu'un certain nombre de papilles fongiformes disséminées à la surface. Sa longueur mesure 11 millimètres, sur une largeur de 9 millimètres. La face inférieure porte un pli frangé très accentué.

La langue de ce fœtus n'a pas été décomposée en coupes.

13° *Fœtus de 105/142 millimètres*

(Fixation à l'alcool, inclusion à la paraffine, coupes longitudinales, coloration hématoxyline-Van Gieson, montage au baume.)

Un épithélium, pavimenteux stratifié, d'une épaisseur moyenne de 70 μ recouvre un chorion très vasculaire.

L'aspect des papilles est le même que celui que nous avons décrit chez le fœtus de 100/140 millimètres. Au niveau du foramen cœcum est une volumineuse papille du type caliciforme qui ne porte pas de bourgeons gustatifs. Son diamètre est de 370 μ. Le sil-

lon de circonvallation n'existe pas encore, il est entièrement comblé par l'épithélium (fig. 2). Ce dernier

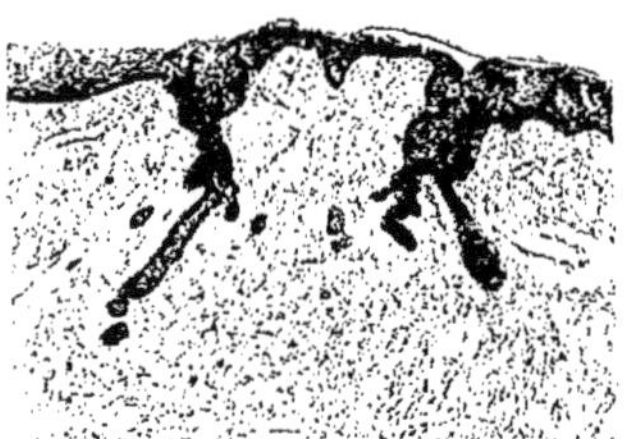

Fig. 2.

Coupe verticale de l'ébauche d'une papille caliciforme sur un fœtus
de 105/142 millimètres (gr. · 50/1).

Le mur de circonvallation émet, par son extrémité profonde, des
bourgeons représentant les ébauches des glandes du goût.

envoie dans le tissu mésenchymateux sous-jacent des
bourgeons épithéliaux pleins ébauches des glandes de
von Ebner.

Au niveau de la base, existent un certain nombre de
bourgeons glandulaires.

14° *Fœtus de 110/160 millimètres.*

(Fixation au liquide de Müller, inclusion à la paraffine, coupes longitudinales, coloration hémalun éosine, montage au baume.)

L'épithélium pavimenteux stratifié, mesure une
épaisseur de 70 μ. Le derme de la muqueuse, creusé
dans la région de la base de larges cavités vasculaires,
renferme de nombreux éléments cellulaires. Le mur

épithélial des papilles caliciformes commence à se
creuser d'une lumière centrale (fig 3) et émet, dans

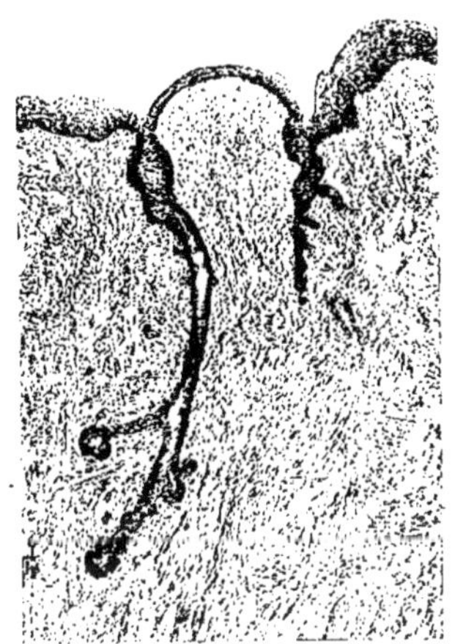

Fig. 3.

Coupe verticale d'une papille caliciforme sur un fœtus de 110/160
millimètres (gr. — 50/1).

Le mur de circonvallation commence à se creuser d'une cavité
centrale, ainsi que les bourgeons des glandes du goût.

la profondeur les bourgeons des glandes de von Ebner
Dans toute l'étendue de la langue comprise en avant
du V lingual, les papilles sont très abondantes, tassées
les unes contre les autres, à sommet arrondi ; elles affectent nettement la disposition fongiforme, les unes
sont volumineuses, les autres au contraire sont à peine indiquées.

Les glandes sont abondantes. Au niveau de la pointe

PLANCHE II

Deux coupes transversales de la langue sur un fœtus humain de
120/170 millimétres (gr. — 10/1).

Ces coupes passent l'une au niveau de la seconde prémolaire inférieure (A), l'autre au niveau de la canine inférieure (B).

1, lingual supérieur. — 2, stylo-glosse et glosso-staphylin dont les fibres
sont mélangées. — 3, lingual transverse. — 4, lingual inférieur. — 5, génio-
glosse. — 6, génio-hyoïdien. — 7, mylo-hyoïdien — 8 ventre antérieur du
digastrique. — 9, faisceaux antérieurs de l'hyo-glosse. — 10, glande sublin
guale. — 11, canal de Warthon. — 12, artère ranine. — 13, veine ranine. —
14, artère sublinguale et plexus veineux lingual. — 15, nerf lingual. — 16,
septum lingual. — 17, cartilage de Meckel. — 18, pli frangé. — 19, pli sublingual. — 20, voûte palatine.

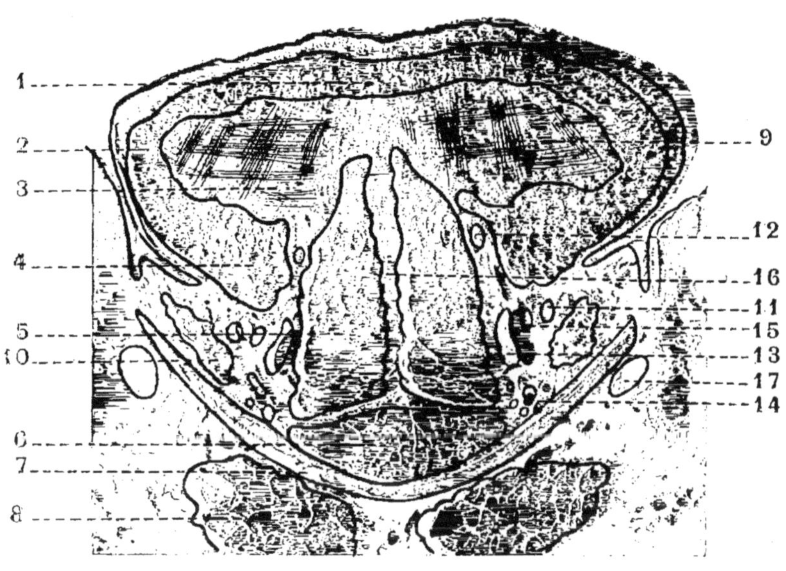

A

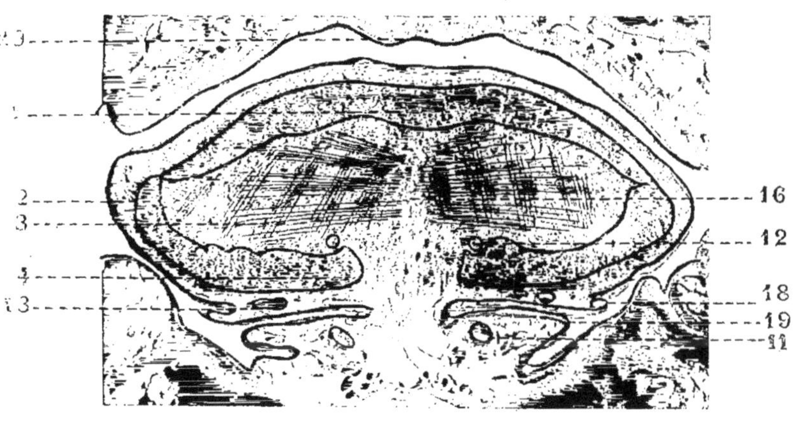

B

PLANCHE II

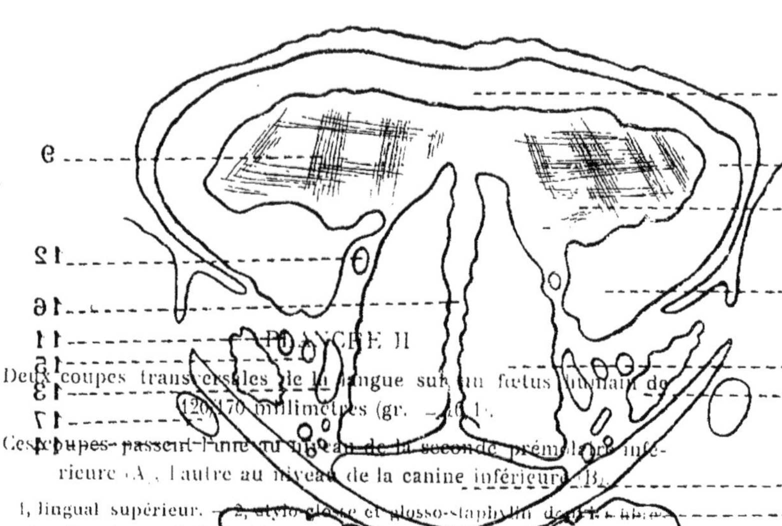

PLANCHE II

Deux coupes transversales de la langue sur un fœtus humain de 120/170 millimètres (gr. ... 1).

Ces coupes passent l'une au niveau de la seconde prémolaire inférieure (A), l'autre au niveau de la canine inférieure (B).

1, lingual supérieur. — 2, stylo-glosse et glosso-staphylin dont les fibres sont mélangées. — 3, lingual transverse. — 4, lingual inférieur. — 5, génio-glosse. — 6, génio-hyoïdien. — 7, mylo-hyoïdien. — 8, ventre antérieur du digastrique. — 9, faisceaux antérieurs de l'hyoglosse. — 10, glande sublinguale. — 11, canal de Warthon. — 12, artère canine. — 13, veine canine. 14, artère sublinguale et plexus veineux lingual. — 15, nerf lingual. — 16, septum lingual. — 17, cartilage de Meckel. — 18, pli frangé. — 19, pli sublingual. — 20, voûte palatine.

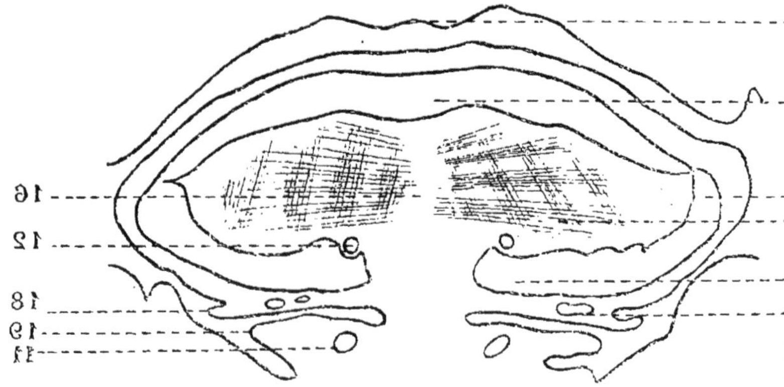

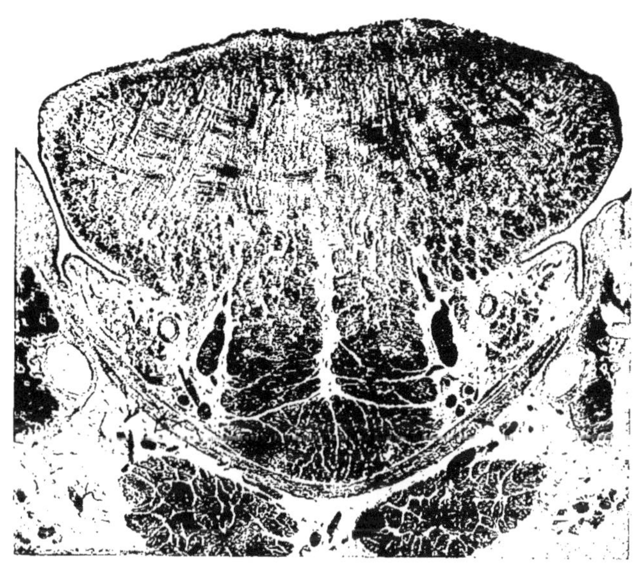

A

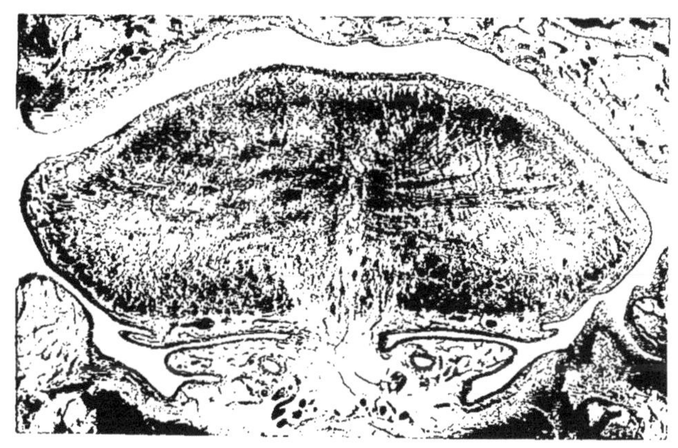

B

PLANCHE II

elles pénètrent entre les faisceaux antérieurs du génio-
glosse ; au niveau de la base, elles sont situées dans
l'épaisseur même du derme de la muqueuse.

15° *Fœtus de 120/170 millimètres*

(Fixation au liquide de Müller, durcissement à la gomme, débitage
en coupes à la main, coupes transversales, coloration au picro-
carmin, montage à la glycérine.)

L'épithélium, pavimenteux stratifié, mesure une
épaisseur de 65 μ. Le chorion accuse les mêmes caractères que chez le fœtus précédent.

Les papilles deviennent de plus en plus nombreuses
et, par endroits, sont tellement rapprochées les unes des
autres qu'elles ne laissent que peu de place au reste de
la muqueuse.

La technique employée a mis nettement en évidence,
chez ce fœtus, les muscles de la langue. C'est pourquoi
nous avons représenté dans la planche II deux coupes,
l'une passant au niveau de la seconde prémolaire inférieure (A), l'autre au niveau de la canine inférieure (B).
Ces photographies montrent dans la partie profonde
au-dessus de la sangle du mylo-hyoïdien, les génio-
hyoïdiens en contact sur la ligne médiane, et, au-dessus
les deux génio-glosses séparés par le septum lingual.
Dans la partie superficielle, au-dessous du chorion,
existe une couche musculaire presque continue dont
les fibres ont été intéressées transversalement. Cette
couche, en forme de fer-à-cheval, est constituée, de
chaque côté, à partir du sillon médian de la langue,

par le lingual supérieur, par le stylo-glosse et le glosso-staphylin dont les fibres se mélangent, et, enfin, par le lingual inférieur. La région centrale est occupée par le transverse et par l'hyo-glosse dont les fibres coupées suivant leur longueur affectent une direction perpendiculaire.

16° *Fœtus de 155,220 millimètres.*

(Fixation au liquide de Müller, inclusion à la paraffine, coupes transversales, coloration hémalun-érythrosine, montage au baume.)

A l'examen macroscopique (fig. 4), la face dorsale montre un certain nombre de petites saillies arrondies, disposées en avant du V lingual. Quelques-unes,

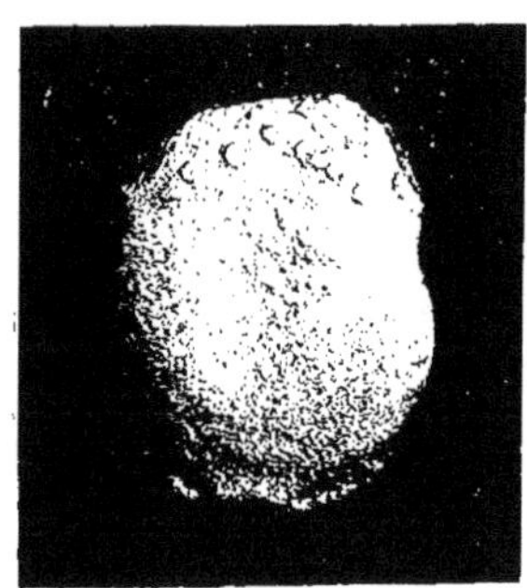

Fig. 4.

Vue en surface de la langue sur un fœtus de 155,220 millimètres (gr. = 2/1).

On aperçoit, en arrière, les papilles caliciformes dont l'ensemble constitue le V lingual et, sur le dos de la langue, un certain nombre de papilles fongiformes.

un peu plus volumineuses que les autres, parsément la surface de la muqueuse. Ces dernières sont d'autant plus nombreuses qu'on se rapproche du V lingual et représentent les papilles fongiformes.

L'arc papillaire est formé par neuf papilles caliciformes. Le sillon terminal est à peine apparent.

A la face inférieure, la muqueuse est soulevée par un pli frangé (*sous-langue*) très marqué.

L'épithélium, pavimenteux stratifié, mesure une épaisseur moyenne de 60 μ. Le chorion présente une disposition particulière au niveau des élevures papillaires où il est formé par un tissu conjonctif lâche, tandis qu'au-dessous des papilles les fibres collagènes sont tassées en nappes parallèles à la surface.

Au niveau des papilles caliciformes, l'épithélium lingual est beaucoup plus mince que partout ailleurs (25 μ). Le sillon de circonvallation, encore oblitéré, possède un certain nombre de corpuscules gustatifs aussi bien d'ailleurs que la face libre de la papille. A ce stade, les glandes de von Ebner se présentent sous forme de bourgeons rameux creusés d'une lumière et supportant quelques acinus.

$17°$ *Fœtus de 180,270 millimètres.*

(Fixation au liquide de Müller, inclusion à la paraffine, coupes transversales, coloration hémalun-érythrosine, montage au baume.)

Examiné à la loupe, le V lingual, très accentué, est constitué par huit papilles caliciformes ; presque toutes ces papilles sont composées, beaucoup sont doubles, celle qui occupe le sommet du V lingual est formée de cinq lobes distincts.

Des papilles fongiformes, en très grand nombre, hérissent la surface de la muqueuse avec toutefois une prédominance marquée sur le bord de la langue et dans l'ouverture du V.

Le pli frangé (*sous-langue*) est très développé.

Au microscope, la muqueuse affecte la même disposition de structure que chez le fœtus de 155/220 millimètres. Au niveau de la pointe, les assises épithéliales superficielles se desquament en larges lamelles nuclées.

Les glandes sont à ce stade bien différenciées en glandes séreuses et glandes muqueuses. Les glandes de von Ebner sont représentées par de nombreux et volumineux acinus séreux interposés entre les faisceaux musculaires.

Un fœtus de 225/350 millimètres est semblable en tous points aux derniers fœtus qui viennent d'être décrits.

La forme extérieure de la langue seule a changé : la longueur l'emporte de beaucoup sur la largeur, au lieu que chez tous les fœtus précédents ces deux dimensions, sensiblement égales, donnent à la langue un aspect globuleux.

18° *Enfant nouveau-né.*

(Fixation au liquide de Müller, durcissement à la gomme, débitage
en coupes à la main, coupes transversales, coloration au picro-
carmin, montage à la glycérine.)

L'épithélium mesure une épaisseur moyenne de
60 μ ; il recouvre un chorion dont les caractères, différents dans les papilles et dans la nappe planiforme,
ont déjà été indiqués chez le fœtus de 155-220 millimètres.

Les papilles sont très abondantes : les trois types
filiforme, fongiforme et caliciforme sont représentés.

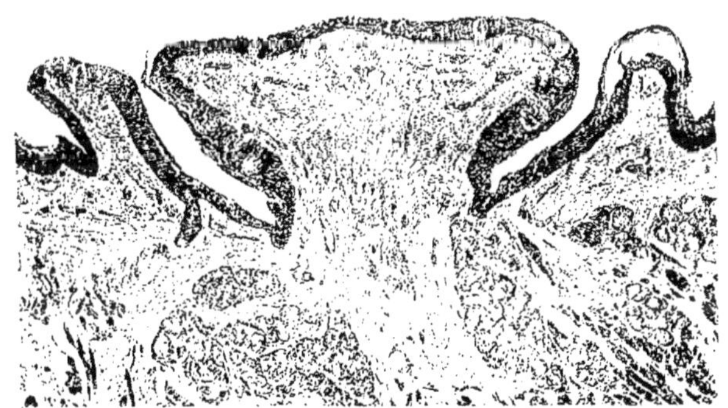

Fig. 5.

Coupe verticale d'une papille caliciforme sur un nouveau-né (gr. = 50/1
L'épithélium qui recouvre la surface horizontale de la papille renferme)
des bourgeons gustatifs.

Les papilles caliciformes (fig. 5) présentent sur toute
leur étendue (face libre et face latérale) des bourgeons
gustatifs. De légères élevures choriales s'enfoncent
dans l'épithélium, ébauches des papilles secondaires de
l'adulte.

§ II. — **Le Tractus thyréo-glosse et les thyroïdes accessoires.**

A la quatorzième réunion de l'Association des Anatomistes, tenue à Rennes, en avril 1912, nous avons communiqué, en collaboration avec le docteur J.-P. Tourneux, une note relative à deux embryons humains présentant des vestiges du cordon thyréo-glosse.

Nous rapporterons ici les descriptions de ces deux cas, avec les photographies que nous avons montrées, et nous ajouterons les faits nouveaux que nous avons eu la bonne fortune d'observer depuis cette époque.

A. — Considérations générales et historique

On sait que la première ébauche de la thyroïde est représentée, chez la plupart des mammifères, le lapin et la souris exceptés, par un bourgeon creux émané de l'épithélium buccal, dans la région qui répondra plus tard au foramen cœcum. De très bonne heure, ce bourgeon s'allonge et se renfle au niveau de son extrémité profonde, en même temps que sa cavité disparaît.

Chez l'embryon humain de 6 millimètres (fig. 6), le pédicule qui rattache le renflement thyroïdien à la surface linguale est entièrement plein ; il se résorbe peu après (au commencement du second mois lunaire), et le renflement ou croissant thyroïdien, aux dépens duquel se développera la thyroïde de l'adulte, se trouve

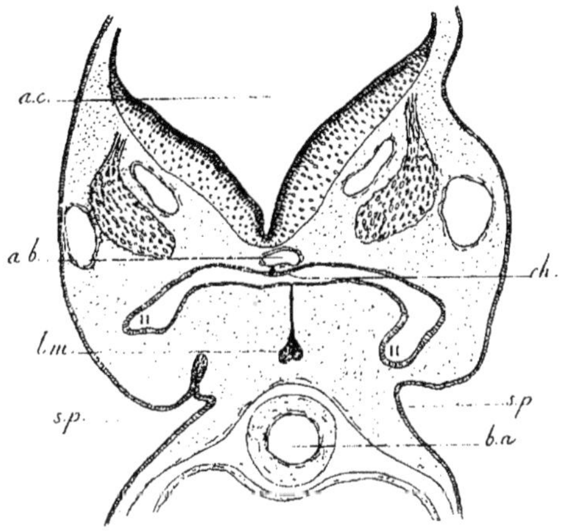

Fig. 6.

Coupe transversale de la région branchiale sur un embryon de
6 millimètres (gr. · . 30 1).

Figure empruntée à TOURNEUX et VERDUN.

t. m., thyroïde médiane dont le pédicule très aminci est encore rattaché à l'épithélium de la base de la langue. — *a. c.*, arrière-cerveau. — *a. b.*, artère basilaire. — *ch.*, chorde dorsale. — *b. a.*, bulbe aortique. — *s. p.*, sinus précervical. — *II*, deuxième poche branchiale endodermique

alors entièrement séparé de l'épithélium lingual (fig. 7) qui lui a donné naissance. Il est à remarquer que le cartilage hyoïdien ne se développe qu'après la disparition du cordon thyréo-glosse.

Dans les cas exceptionnels où le pédicule thyroïdien (*cordon* ou *tractus thyréo-glosse*) persiste sur une partie plus ou moins grande de son trajet, il peut se creuser secondairement d'une cavité centrale donnant naissance à un canal (*canal thyréo-glosse*).

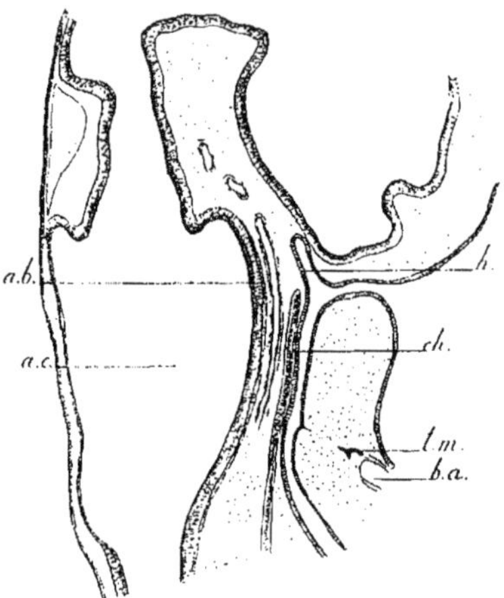

Fig. 7.

Coupe médiane de la région pharyngienne sur un embryon de
8 millimètres (gr. = 15/1).
Figure empruntée à TOURNEUX et VERDUN.

t. m., thyroïde médiane complétement détachée de l'épithélium pharyngien. — *a. c.*, arrière-cerveau. — *a. b.*, artère basilaire. — *ch*, chorde dorsale. — *b. a*, bulbe aortique. — *h.*, hypophyse.

Les recherches que nous avons entreprises nous portent à admettre que le segment initial du cordon thyréo-glosse, attenant à l'épithélium lingual, se transforme seul en un canal connu depuis longtemps des anatomistes sous le nom de *canal de Bochdalech* (1886), ou de *canal lingual de His* (1885). Les autres segments se fragmentent et évoluent sur place en des thyroïdes accessoires dont His semble avoir le premier reconnu l'origine aux dépens du pédicule thyroïdien. Ces formations présentent une stucture identique à celle de la thyroïde principale.

On a réparti les thyroïdes accessoires en trois groupes principaux : les glandes hyoïdiennes, les glandes thyroïdiennes et les glandes aortiques.

Les glandes hyoïdiennes (*glandes de Zuckerkandl*) comprennent : 1° les glandes sus-hyoïdiennes, divisées elles-mêmes par Streckeisen en glandes supra-hyoïdiennes et épi-hyoïdiennes, suivant qu'elles siègent entre les muscles génio-hyoïdiens ou au-dessus ; 2° les glandes pré-hyoïdiennes ; 3° les glandes sous-hyoïdiennes, placées immédiatement au-dessous de l'os hyoïde ; 4° les glandes rétro-hyoïdiennes : 5° les glandes intra-hyoïdiennes.

Les glandes thyroïdiennes répondent à la face antérieure du cartilage thyroïde et des membranes thyro-hyoïdienne et crico-thyroïdienne.

Quant aux glandes aortiques (*glandes de Wölfler*), elles sont situées au-dessus de la crosse de l'aorte.

Si on néglige les glandes aortiques qui représentent des lobules détachés de la masse principale et entraînés avec le bulbe aortique au moment de la constitution du cou et de l'abaissement du cœur, la situation occupée par les thyroïdes accessoires semble indiquer qu'en cas de persistance totale du canal thyréo-glosse, ce canal doit descendre en avant de l'os hyoïde. Or, un certain nombre d'auteurs, s'appuyant sur les observations de His (1885) et de C. F. Marshall (1892) mentionnent sous le même nom un canal qui, parti du foramen cœcum, passerait en arrière de l'hyoïde et viendrait se fixer en bas sur le sommet de la pyramide de Lalouette.

Il nous sera permis de faire remarquer tout d'abord, qu'à notre connaissance du moins, aucun anatomiste n'a encore signalé l'existence d'un canal thyréo-glosse complet s'étendant depuis le foramen cœcum jusqu'à la glande thyroïde. Dans les cas rapportés par His (1885) chez l'adulte, il existe deux canaux distincts, l'un supérieur (*canal lingual*) partant du foramen cœcum et s'étendant sur une longueur de 1,5 cm. à 2,5 cm. l'autre inférieur (*canal thyroïdien*) prolongeant la pyramide de Lalouette en haut et en arrière de l'os hyoïde, Ces deux canaux sont séparés l'un de l'autre sur un espace de 5 millimètres par les ligaments thyro-hyoïdien et hyo-épiglottique. Le canal lingual répond manifestement au segment initial du canal thyréo-glosse, débouchant dans le foramen cœcum : il n'est autre que le canal de Bochdalech. Quant au canal thyroïdien de His, sa structure n'a pas été indiquée par cet auteur.

Le cas mentionné par C. F. Marshall nous semble relever de la tératologie. Il s'agit d'un enfant de cinq ans, chez lequel existe un cordon fibreux étendu depuis le foramen cœcum jusqu'à la partie inférieure de la thyroïde et passant en arrière de l'os hyoïde. Ce cordon, dans son segment lingual, est muni d'une cavité centrale, et son extrémité inférieure est dilatée en une large vésicule qui vient s'ouvrir à la surface cutanée, sur la ligne médiane. La pyramide, très développée et insérée a gauche, vient se fixer par son extrémité supérieure sur la partie moyenne du cordon, au niveau du bord supérieur du cartilage thyroïde.

Marshall incline à considérer ce cordon comme un vestige du pédicule thyroïdien. Nous pensons qu'aucune interprétation embryologique ne peut actuellement nous rendre compte de l'existence d'une pareille vésicule ouverte à l'extérieur, et il ne nous semble pas qu'on puisse admettre l'opinion de Kostanecki et Mielecki d'après laquelle les fistules médianes proviendraient d'un défaut de fermeture du sinus précervical.

Un an après la publication de l'*Anatomie des embryons humains* de His et sans avoir eu connaissance de cet ouvrage, un auteur suisse, Streckeisen, dans une étude approfondie sur la morphologie de la thyroïde (1886), avance, en s'appuyant sur la présence dans certains cas, chez l'adulte, de glandes pré-hyoïdiennes, que le cordon thyroïdien descend en avant de l'hyoïde et que les formations glandulaires ou kystiques qu'on peut rencontrer dans l'épaisseur de cet os, proviennent de l'englobement de vestiges hyoïdiens pendant l'accroissement périphérique au cours de l'ossification.

His répond en 1891 par un mémoire dans lequel il s'efforce de démontrer, d'après l'examen d'un embryon humain de 16 millimètres, qu'en réalité le cartilage hyoïdien se développe sur le trajet même du tractus thyréo-glosse, ce qui nous expliquerait qu'on peut observer à l'intérieur de l'os hyoïde la présence de formations thyroïdiennes. His maintient en somme, avec cette modification légère, sa première manière de voir : la pyramide, qu'il considère comme représentant le segment inférieur du tractus thyréo-glosse, remonte dans certains cas en arrière de l'os hyoïde.

L'opinion de His prévalut, et c'est elle que reflètent encore la plupart des traités classiques contemporains.

Un certain nombre d'observateurs cependant ne

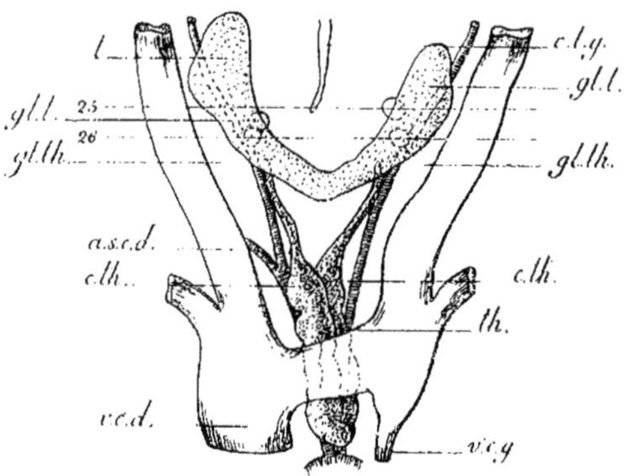

Fig. 8.

Reconstruction graphique frontale de la région thyroïdienne sur un
fœtus de 24 millimètres (gr. = 20/1).
Figure empruntée à Tourneux et Verdun.

c. t. g., tractus thyréo-glosse. — t., thyroïde. – th., thymus. — c. th., cavité
thymique. — gl. t., glandule thyroïdienne. — gl. th., glandule thymique.
v. c. d., veine cave supérieure droite. — v. c. g., veine cave supérieure
gauche. — a. s. c. d., artère sous-clavière droite.

partagent pas complètement les idées de His. C'est ainsi que MM. F. Tourneux et P. Verdun (1897) ont montré

que la pyramide de Lalouette est une formation secondaire, s'allongeant progressivement de bas en haut et
s'insinuant parfois en arrière du cartilage hyoïdien.
Ces auteurs ont, d'autre part, observé sur un fœtus humain de 24 millimètres (fig. 8), un cordon thyréo-
glosse étendu depuis la base de la langue jusqu'à la
partie moyenne des cornes thyroïdiennes, et descen-
dant en avant du cartilage hyoïdien. La partie supérieure de ce cordon est creusée d'une cavité centrale

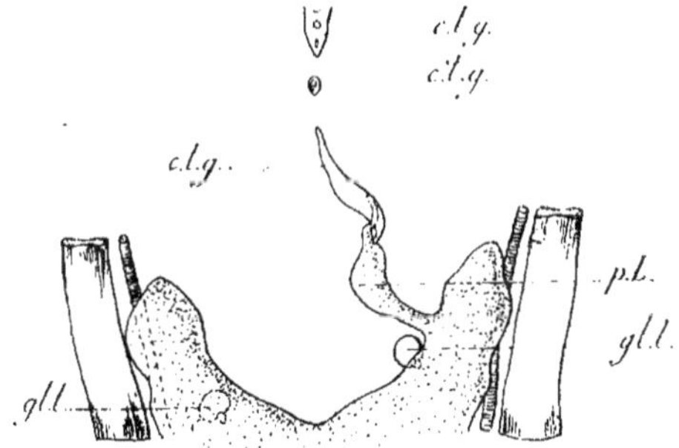

Fig. 9.

Reconstruction graphique frontale de la région thyroïdienne sur un
fœtus de 37 millimètres (gr. = 15/1).
Figure empruntée à TOURNEUX et VERDUN.

c. t. g., tractus thyréo-glosse. — p. L., pyramide de Lalouette. — gl. t., glandule thyroïdienne.

qui vient s'ouvrir à la surface linguale par une extrémité dilatée en forme d'entonnoir (foramen cœcum).
Un autre fœtus de 37 millimètres (fig. 9), présente
trois vestiges du cordon thyréo-glosse, en même temps
qu'une pyramide de Lalouette très développée remon-

tant par son sommet en arrière du cartilage hyoïdien. Le vestige inférieur plein, d'une longueur de 1 millimètre, se trouve placé en avant du cartilage hyoïde, le vestige moyen affecte la forme d'une vésicule (90 μ) et le vestige supérieur, long d'un demi-millimètre, est creusé de trois excavations dont la plus élevée vient s'ouvrir à la surface linguale.

Le canal thyroïdien de His ne saurait être ainsi assimilé à une pyramide de Lalouette exagérée, dont la structure est identique à celle de la thyroïde proprement dite, mais l'hypertrophie de cette pyramide peut nous rendre compte de certains cas de glandes rétro-hyoïdiennes qui ont été signalées par les auteurs.

B. — Recherches personnelles.

Nous avons eu l'occasion d'observer des vestiges du cordon thyréo-glosse chez six fœtus. La disposition générale de ces vestiges sur deux d'entr'eux (planches 3 et 4) vient à l'appui de l'opinion d'après laquelle le cordon hyoïdien persistant descendrait en avant du cartilage hyoïdien.

1° *Fœtus de 36 millimètres.*

Ce fœtus présente un canal lingual d'une longueur de 200 μ, perméable dans toute son étendue, sur un diamètre transversal de 80 μ. Ce canal est revêtu

par un épithélium pavimenteux stratifié ayant les
mêmes caractères que celui de la surface.

2° Fœtus de 44/57 millimètres.

Ce fœtus possède également un canal lingual, d'une
longueur de 630 μ sur un diamètre transversal de
80 μ. La lumière de ce canal, qui se prolonge dans
toute l'étendue, ne mesure que 10 μ de diamètre. L'épithélium qui constitue la paroi antérieure est beaucoup
plus épais (52 μ) que celui qui forme la paroi postérieure (18 μ), et de plus, il présente une série de saillies arrondies qui s'enfoncent dans le tissu mésoder-
mique ambiant, et qui nous paraissent répondre aux
bourgeons glandulaires que nous signalons sur le fœtus de 62.78 millimètres.

Le trajet de ce canal, prolongé vers la région du cou,
passerait sensiblement en avant du cartilage hyoïdien.

3° Fœtus de 62.78 millimètres.

Les vestiges que nous rencontrons chez ce fœtus
sont représentés par un canal lingual, un cordon plein
pré-hyoïdien et des nodules glandulaires, en voie de
développement, situés au-dessous du cartilage hyoïdien et contre la face antérieure du cartilage thyroïde (planche III).

Le canal lingual mesure une longueur de 900 μ
sur un diamètre transversal de 80 μ (y compris l'é-
paisseur de l'épithélium). Il est tapissé par un épithé-

lium pavimenteux stratifié, ne renfermant pas d'éléments ciliés, et supporte à sa face antérieure quelques bourgeons glandulaires.

Le cordon préhyoïdien s'étend sur une longueur de 210 μ ; son épaisseur est de 32 μ. Compris entre les insertions des génio-hyoïdiens, il se dirige de haut en bas et d'arrière en avant, et vient buter par son extrémité inférieure contre le cartilage hyoïdien. C'est un cordon cellulaire plein sans trace de vacuoles.

Quant aux glandes thyroïdes accessoires, elles constituent deux groupes distincts : un groupe sous-hyoïdien et un groupe pré-thyroïdien. En avant du premier anneau de la trachée, se trouve la thyroïde proprement dite. Toutes ces glandes, principales ou accessoires, présentent une structure identique ; elles sont formées par des amas et des cordons cellulaires anastomosés entre eux, pleins ou creusés de petites vésicules.

4° Fœtus de 80/120 millimètres

Chez ce fœtus, nous trouvons un tractus épithélial partant du foramen cœcum, et se prolongeant sur une longueur de 750 μ. Ce tractus, à surface irrégulière et supportant en avant quelques bourgeons glandulaires s'enfonce par son extrémité supérieure arrondie au-dessous des faisceaux postérieurs du lingual supérieur : il est constitué par des cellules épithéliales polyédriques, et de distance en distance, on y remarque des excavations de dimensions variables.

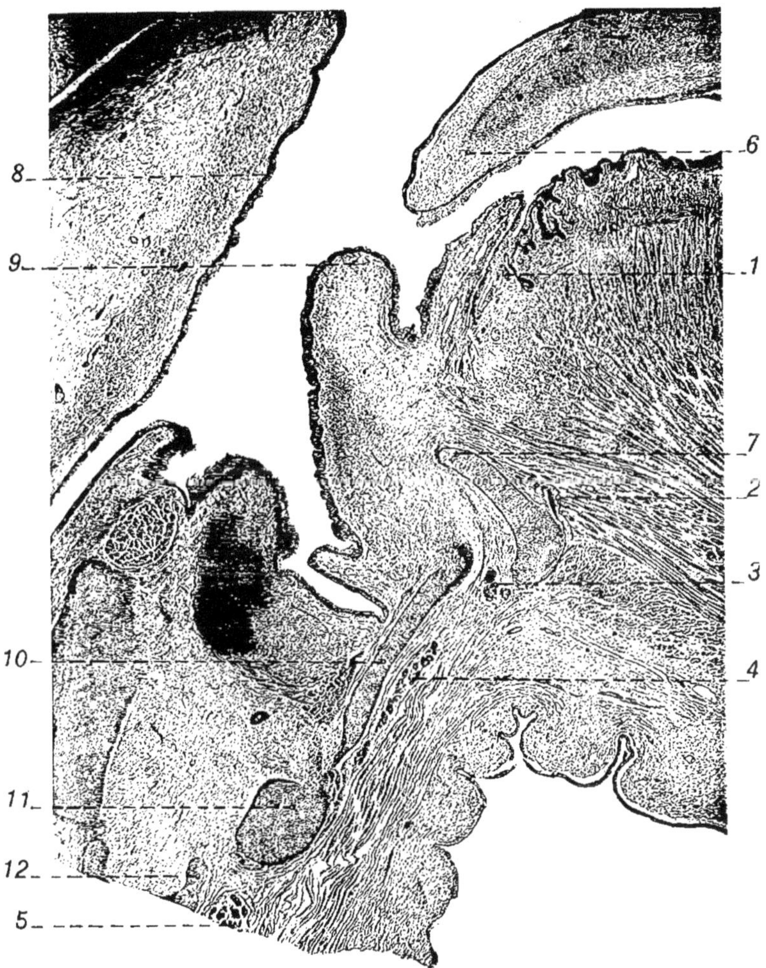

PLANCHE III

Coupe médiane de la région hyoïdienne sur un fœtus humain de 62/78 millimètres
(gr. = 20/1).

1, canal lingual de His. — 2, vestiges du tractus thyréo-glosse sous la forme d'un cordon
plein (thyroïde accessoire préhyoïdienne). — 3, thyroïde accessoire sous-hyoïdienne. — 4, thyroïde accessoire pré-thyroïdienne. — 5, glande thyroïde. — 6, voile du palais. — 7, hyoïde
(encore cartilagineux). — 8, paroi postérieure du pharynx — 9, épiglotte. — 10, cartilage thyroïde. — 11, cartilage cricoïde. - 12, premier anneau cartilagineux de la trachée.

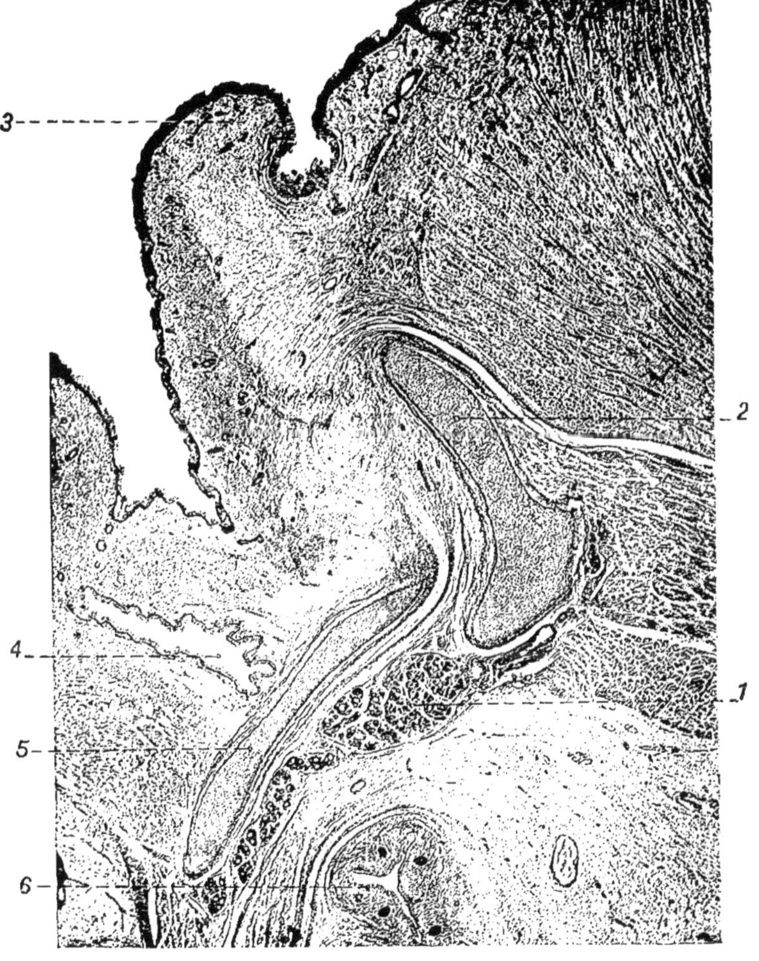

PLANCHE IV

Coupe médiane de la région hyoïdienne sur un fœtus humain de 110/160 millimètres
(gr. = 20/1).

1, chapelet de thyroïdes accessoires s'étendant en avant de l'hyoïde et du cartilage thyroïde
— 2, hyoïde (encore cartilagineux). — 3, épiglotte. — 4, ventricule du larynx. — 5 cartilage
thyroïde. — 6, fond du sillon cervico-ventral.

5° *Fœtus de 105/142 millimètres.*

Les vestiges du tractus thyréo-glosse sont ici représentés uniquement par un petit nodule de forme ovoïde mesurant 190 µ sur 80 µ. Ce nodule, entièrement plein, répond à la face antérieure de la membrane crico-thyroïdienne.

6° *Fœtus de 110/160 milimètres.*

Il n'existe pas chez ce fœtus de canal lingual, mais on trouve un chapelet presque continu de glandes thyroïdes accessoires, s'étendant en avant, depuis l'insertion hyoïdienne des muscles génio-hyoïdiens jusqu'à la partie inférieure du cartilage thyroïde. Nos coupes sagittales s'arrêtent au niveau du bord supérieur du cartilage cricoïde (planche IV).

La composition de ces glandules accessoires rappelle celle que nous avons indiquée chez le fœtus précédent, avec cette différence que les cordons cellulaires ont augmenté d'épaisseur, et se sont creusés de vésicules plus nombreuses. Ces vésicules, de forme arrondie, sont de dimensions fort variables ; les plus volumineuses atteignent un diamètre de 50 µ.

CONCLUSIONS

—

Nous résumerons ainsi les principaux faits qui paraissent se dégager de l'ensemble de nos recherches.

1° L'épithélium lingual, dérivé de l'endoderme, est primitivement constitué par une couche unique de cellules (embryons de 3 à 6 millimètres). Vers la fin du premier mois de la vie intra-utérine (embryons de 8 millimètres), il devient stratifié avec une assise profonde de cellules polyédriques et une assise superficielle de cellules pavimenteuses. Pendant le deuxième et le troisième mois, les cellules de la couche profonde augmentent progressivement de nombre et s'imbriquent sur plusieurs assises, mais la texture de l'épithélium, avec une épaisseur moyenne de 25 à 30 μ persiste jusqu'à la fin du troisième mois. C'est seulement à cette époque que les cellules superficielles augmentent de nombre et que l'épithélium revêt la forme pavimenteuse stratifiée que l'on observe chez l'adulte.

2° Le chorion commence à pousser des élevures papillaires au cours de la sixième semaine (embryon de 19 millimètres). Ces élevures, à l'origine, affectent toutes la même forme hémisphérique, et soulèvent légèrement à leur surface l'épithélium superficiel qui présente de son côté un épaississement local. Au quatrième mois, se différencient les papilles fongiformes, reconnaissables à leurs dimensions plus considérables, et à leur saillie plus accusée. Ces papilles, visibles à l'œil nu, occupent de préférence l'angle du V lingual, ainsi que les bords de la langue.

Les papilles caliciformes apparaissent vers la fin du troisième mois, sous la forme d'une invagination épithéliale, s'enfonçant dans l'épaisseur du chorion, ainsi que l'a bien indiqué Graberg. Cette invagination circulaire augmente progressivement de profondeur, de manière à figurer une sorte de lame cylindrique répondant au futur sillon marginal, et délimitant à son intérieur la papille dermique. Vers le milieu du quatrième mois, ce mur épithélial se creuse d'une cavité centrale répondant au sillon de circonvallation.

Quant aux papilles filiformes, elles n'acquièrent leur forme définitive que tardivement, au voisinage de la naissance.

3° Les premiers bourgeons glandulaires qui vont donner naissance aux glandes de la langue, se développent vers la fin du troisième mois. Ils apparaissent d'abord au niveau de la face inférieure de la pointe, puis dans la région de la base. Les glandes du goût se forment un peu plus tard, vers le milieu du quatrième mois.

4° Les muscles se différencient de bonne heure dans le mésoderme lingual (milieu du deuxième mois). Ils

sont déjà nettement accusés sur l'embryon de 19 millimètres, et, à la fin du même mois, on peut facilement
reconnaître les différents groupes musculaires.

5° En cas de persistance totale du pédicule thyroïdien
(*cordon* ou *tractus thyréo-glosse*), son extrémité supérieure, linguale, se transforme seule en un canal, dans
lequel viennent déboucher en avant quelques glandules
acineuses (*canal de Bochdalech, canal lingual de His*).
L'extrémité inférieure, hyo-thyroïdienne, se comporte
comme la masse principale de la thyroïde (*croissant
thyroïdien*), c'est-à-dire qu'à ses dépens se développent
des formations thyroïdiennes subissant la même évolution que la thyroïde de l'adulte.

6° Le plus souvent, le cordon thyroïdien se résorbe
partiellement et se fragmente ainsi en plusieurs tron-
çons dont les supérieurs, linguaux, creusés secondairement d'une lumière centrale, donneront naissance au
canal lingual ou encore à des kystes, tandis que les
moyens et les inférieurs se transformeront en thyroïdes accessoires.

7° Si l'on admet l'hypothèse de la persistance du cordon thyréo-glosse dans toute sa longueur, et sa trans-
formation en un canal thyréo-glosse, les recherches
contemporaines d'embryologie permettent d'affirmer
que ce canal descendrait en avant de l'os hyoïde.

8° Il nous paraît impossible, dans l'état actuel de nos
connaissances embryologiques, de nous rendre compte
de l'existence du canal thyroïdien, qui, d'après His, re-

présenterait le segment inférieur du canal thyréoglosse, fixé sur la pyramide, et dont le sommet s'insinuerait en arrière de l'os hyoïde.

INDEX BIBLIOGRAPHIQUE

Nous n'avons pas cru devoir donner les indications qui concernent les ouvrages classiques d'anatomie et d'embryologie.

1° *Développement de la Langue*

BECKER (J.). — Ueber Zungen papillen. Ein Beitrag zur philogenetischen Entwicklung der Geschmaschsorgane (*Jenaische Zeitschr. Naturwiss.*, B. 43, p. 537-618, 1908).

DIEULAFÉ et HERPIN. — Anatomie de la bouche et des dents (*Traité de Stomatologie de Gaillard et Nogué*, Fasc. I, Baillère, 1909).

DURSY (E.). — Zur Entwickelungsgeschichte des Kopfes des Menschen und der hôheren Wirbeltiere (Tübingen, 1869).

DRASCH. — Histologische und Physiologische Studien ueber das Geschmacksorgan (*Sitzb. d. K. Akad. d. Wiss. Wien*, B. 88, Abth. 3, p. 516, 1883).

GEGENBAUR (C.). — Zur Philogenese der Zunge (*Morphol. Jb. B. XXI*, 1894).

GOPPERT (E.). — Die Entwicklung des Mundes und der Mundhôle mit Drüsen und Zunge (*Hand. d. vergl. u. experim. Entwicklungsgesch. der Wirbeltiere*, von O. Hertwig, B. II, p. 1-80).

GRABERG (J.). — Beitrâge zur Genese der Geschmacksorgane des Menschen (*Morphol. Arb. B. VIII*, 1898).

GRIFFINI. — Sulla riprodizione degli Organi Gustatorii (*Rendic. Reale Istituto Lombardo*, ser. 2, vol. XX, p. 667, 1887).

HAMMAR (J. AUG.). — Notiz ueber die Entwickelung der Zunge

und der Mundspeicheldrüsen beim Menschen (*Anatom. Anz.*, B. 19. p. 570-575, 1901).

HERMANN (F.). — Beitrag zur Entwickelungsgeschichte des Geschmacksorganes beim Kaninchen (*Arch. f. Mikrosk. Anat.*, B. XXIV, 1884).

Id. — Studien ueber den feineren Bau des Geschmacksorganes (*Sitzb. d. math.-phys., Classe. d. K. b. Akad. d. Wiss. Munchen*, p. 277, 1888).

HINTZE (K.). — Ueber die Entwickelung der Zungenpapillen beim Menschen (*Inaug. Diss. medizin*, Strassburg, 1890).

HIS (W.). — Anat. menschl. Embryonen, (III, zur Geschichte der Organe, Leipzig, 1885).

HOFFMANN (A.). — Ueber die Verbreitung der Gesmacksknospen beim Menschen (*Virchow's. Archiv.*, B. 62, p. 516, 1875).

Id. — Beitrâge zur Entwickelung der Zunge (*Verh. Anat. Ges.*, Bonn. 1901).

HONIGSCHMIED (J.). — Ein Beitrag Zur mikroskopischen Anatomie der Geschmacksorgane (*Zeitsch, f. Wiss. Zool.*, B. 23, p. 414, 1873).

KALLIUS (ERICH). — Beitrâge zur Entwicklung der Zunge (*Verh. Anat. Ges. a. d. 15 Vers.*, Bonn. *Ergânzungsh, z. 19 B. d Anat. anz.*, p. 41-42, 1901).

Id. — Beitrâge zur Entwickelung der Zunge (*Teil 3, Sâugetiere. Sus scrofa dom.* 6 Taf. u. 56 Fig. Anat. Hefte. Abt. 1, Arb. Anat. Inst. H. 123-124, p. 173-337, 1910).

KLEIN. — Stricker's Manual of Histology. New-York, 1872, p. 355.

LUSTIG (A.). — Beitrâge zur Kentnis der Entwickelung der Geschmaksknospen (*Sitz-Ber. Akad. Wiss*, Wien. Math. Nat. Kl., B. LXXXIX, 1884).

POULTON. — Quart. Journ. Microsc. Sci. vol. 23, p. 470, 1883.

REICHERT (C. B.). — Ueber die Visceralbogen d. Wirbeltiere (*Müller's Archiv.*, 1837).

STAHR (H.). — Ueber die Papillœ fongiformes der Kinderzunge

und ihre Bedeutung als Geschmacksorgan (*Zeitschr. f. Morphol. u. Anthrop.* B. IV, 1901).

TUCKERMAN (F.). — On the Development of the Taste Organs of Man (*Journ. Anat. and Phys.* London, vol. XXIII, 1889, et vol. XXIV, 1890).

Id. — Further Observations on the Development of the Taste Organs of Man (*Ibidem*, vol. XXIV, p. 130, 1890).

Id. — On the Gustatory Organs of the Mammalia (*Proc. Boston Soc. Natural history.* vol. 24, p. 470, 1890).

Id. — Further Observations on the Gustatory Organs of the Mammalia (*Journ. Morph.*, vol. VII, 1892).

WYSS (HANS v.). — Die becherförmigen Organe der Zunge (*Arch. f. mikrosk. Anat.*, B. VI, p. 237, 1870).

2° Thyroïdes accessoires et Canal thyréo-glosse

AFFRE. — *Thèse de Paris*, 1875.

ARMEILLA (GEORGES). — Le goître lingual (*Thèse de Lyon*, 1900).

AMSTRONG. — Persistent thyroglossal duct (*Annales of Surgery* 1889).

ANDEREYA. — Persistance du tractus thyréo-glosse (*Soc. méd. de Hambourg*, juin 1909).

BERNAYS. — Citation de Bland Sutton.

BERKELEY HILL. — *Lancet*, 1877, p. 842.

BLAND SUTTON. — Lectures on Evolution in Pathology *Illustr. Med. News*, vol. III).

BORN. — *Archiv. f. Mikrosk. Anat.*, vol. XXII.

BOCHDALECK (VICTOR). — *Archiv. f. Anatom. and. Physiol.*, 1867, p. 775.

BUTLIN (H. T.). — *Clinical Society*, april 1890.

CECCA (R.). — Sopra i Corpi tiroidei accessori (*Boll. d. Sc. Med.*, Ann. 1872, Ser. 8, V. I, F. 5, p. 225-245).

CHEMIN. — Contribution à l'étude des restes, chez l'adulte, de l'ébauche thyroïdienne médiane (*Thèse de Bordeaux*, 1896).

Cornil et Schwartz. — Un cas de fistule du canal thyréo-glosse (*Rev. de Chir.*, 1904, T. II, p. 717).

Fabre (L.). — Un cas de persistance du canal thyréo-glosse (*Toulouse médical*, 1906, n° 9, p. 101).

Faucon. — *Gazette des Hôpitaux*, 1874.

Faure (Ch.) et Tourneux (J.-P.). — Les thyroïdes accessoires et le canal thyréo-glosse (*C. R. Assoc. Anat.*, 14° Session, Rennes, 1912).

Fredet et Chevassu. — Deux cas de kystes mucoïdes du cou, à épithélium ciiié (*Rev. de Chir.*, 1903, T. I, p. 141).

Galisch. — Struma accessoria basis linguœ (*Deutsche Zelt. J. Chirurgie*, 1894).

Garcin. — Kystes du canal thyro-lingual (*Thèse Lyon*, 1902).

Goris. — Goître de la pointe de la langue (*Acad. roy. de Méd. Belge*, 1905).

Gruber. — Ueber die Glandula thyroïdea accessoria (*Wirchow's Arch.*, LXVI, p. 447).

Hertwig (O.). — Lehrbuch d. Entwickelungsgesch.

Heusinger. — *Wirchow's arch.* XXIX.

Hickmann. — *Trans. Path. Soc.*, XX, p. 168.

His (W.). — *Archiv. f. Anat. und. Physiol.*, 1881.
Id. — Anatomie menschl. embryonen, 1885.
Id. — *Anat. anzeiger*, 1886.
Id. — *Archiv. f. Anat. und. Physiol.*, 1886. pp. 421, 428.
Id. — *Archiv. f. Anat. und. Physiol.*, 1889.
Id. — Der tractus thyreoglossus und seine Beziehungen zum Zungenbein (*Arch. f. Anatomie und Entwicklungsgeschichte*, 1891, pp. 26-32).

Houel. — *Gazette des Hôpitaux* 1874, p. 491.

Johnson (R.). — Paht. Society, *Lancet*, May 10, 1890.

Kadyi (H.). — Ueber accessorische Schilddrüsenlappchen in der Zungenbeingegend (*Archiv. f. Anat. und Physiol.*, 1879).

KALLIUS (E.). — Die mediane Thyreoideaanlage und ihre Beziehung
zum Tuberculum impar. 4 figur. (*Verh. Anat. Ges. 17 Vers.
Heidelberg,* 1903, p. 35-40).

KANTHACK (A. A.). — The thyreo-glossal duct. (*Journal of Anatomy and Physiology,* 1891).

KATSCHENKO. — *Archiv. f. mikrosk. anat.,* Vol. XXX.

KOELLIKER. — Entwickelungsgesch. d. Menschen.
Id. — Grundriss d. Entwickelungsge.

KOSTANECKI et MIELECKI. — Die angebornen Kiemen fistein des
Menschen (*Wirchow's Arch.* 1890, B. 120, p. 385-459 ; B.
121, p. 55-87 et p. 247-252).

LALITTE (E.). — Des glandes thyroïdes accessoires au point de vue
chirurgical (Thèse, Nancy, 1890).

LAUNOY (P.). — Kyste congénital sous-hyoïdien (*Bull. Soc. anat.,*
Paris, 1897, n° 14, p. 608-609).

LARREY. — *Bull. d. Soc. de chirurgie,* 1852-1853, Vol. III, pp. 489,
503, 607.

MADELUNG. — Anatomisches und Chirurgisches ueber die Glandula
thyroidea accessoria (*Arch. für Klin. Chirurgie,* B. XXIV).

MARSHALL (C. F.). — The thyro-glossal duct or « Canal f His »
(*Journal of Anatomy and Physiology,* 1892).

MARTIN. — Des kystes du canal thyro-lingual (*Thèse Paris,* 1895).

MERTEN. — Historisches ueber die Entdeckung der Glandula su-
prathyroidea (*Arch. für Anat. und. Phys. Anat. Abth.,* 1879).

PETIT. — Kystes thyro-hyoïdiens médians (Thèse Paris, février
1901).

RABL. — *Prayer, med. Wochenschr.,* 1886-1887.

ROORDA-SMIT (J. A.). — Accessoire Schirdklieren (*Nederland.
Weekbl.,* B. 1, 2, 1900).

RUSHTON PARKER. — *Trans. path. Soc.,* XXXII, p. 238.

SCHMIDT (MARTIN B.). — Ueber die Flimmercysten der Zungen-
wurzel und die drüsigen Anhänge der Ductus thyroglossus
(1 pl. *Fastchrift für Benno Schmidt,* Iena, 1896, p. 89 148).

Serbource. — Contribution à l'étude de la pathologie du tractus thyréo-glosse (Thèse, Paris, 1909).

Streckeisen (A.). — Beitrâge zur Morphologie der Schilddrüse (*Wirchow's Archiv.*, 1886, B. CIII, S. 131-215).

Tourneux (F.) et Verdun (P.). — Sur les premiers développe ments de la thyroïde, du thymus et des glandules parathy roïdiennes (*Journ. de l'Anat. et de la Phys.* 1897, n° 4).

Tourneux (F.) et Herrmann. — Article Thyroïde (*Dictionnaire encyclopédique des sciences médicales de Dechambre*).

Trélat. — Thèse de Paris, 1886.

Veau. — Les Kystes thyroïdiens (*Revue générale in Gaz. des Hôp.*, 9 novembre 1901).

Verneuil. — *Arch. génér. de médecine*, 1863.

Volkenrath. — Inaug. diss., Bonn, 1888.

Von Chamisso. — Du goître de la base de la langue (*Beitrâge zur Klin. Chir.*, B. XIX, 1898, n° 2).

Williams (H. L.). — Two cases of accessorie thyroïd bodies at the base of the tongue. (*Proc. pathol. Soc. Philad.*, V. 2, déc. 1898, p. 25).

Wolff (Rudolf). — *Langenbeck's archiv.*, 1889, vol. XXXIX, p. 224.

Zuckerkande. — Ueber eine bisher noch nicht beschriebene Drüse in der Regio suprathyroïdea (Stuttgard, 1879).

Id. — Citation de Muller *in Arch. für Anat. and Physiol.*, 1879.

TABLE DES MATIÈRES

Toulouse. — Ch. DIRION, libraire, rue de Metz, 22.